Dieses Buch gehört

👤	Name:	_____
🏠	Straße/Nr:	_____
📍	PLZ/Ort:	_____
📞	Haustelefon:	_____
📱	Mobiltelefon:	_____
✉	Email:	_____

JAHRESÜBERSICHT

	JANUAR	FEBRUAR	MÄRZ	APRIL	MAI	JUNI	JULI	AUGUST	SEPTEMBER	OKTOBER	NOVEMBER	DEZEMBER
1												
2												
3												
4												
5												
6												
7												
8												
9												
10												
11												
12												
13												
14												
15												
16												
17												
18												
19												
20												
21												
22												
23												
24												
25												
26												
27												
28												
29												
30												
31												
Summe												

Kreuzen Sie die Tage an, an denen Sie Kopfschmerzen hatten. Tragen Sie die Gesamtanzahl der Kopfschmerztage des jeweiligen Monats in die Summenspalte.

Mithilfe dieser Übersicht erkennen Sie schnell die Häufigkeit Ihrer Migräne und zu welcher Jahreszeit sie vermehrt auftritt.

Datum	_____

Tag MO DI MI DO FR SA SO

🕐 Schmerzbeginn: _____
🕐 Schmerzende: _____
🕐 Dauer: _____

☀ Wetterbedingung: _____
🌡 Temperatur: _____

Welche Art von Kopfschmerz hast du verspürt?

Migräne   Sinus   Cluster   Spannungs-   Hinterkopf   CMD
                                  schmerz

Intensität der Kopfschmerzen: 0 1 2 3 4 5 6 7 8 9 10

Leichte Schmerzen   Starke Schmerzen

Auslöser

❑ Helles Licht   ❑ Lärm   ❑ Allergie   ❑ Unterzuckerung
❑ Hunger   ❑ Stress zuhause   ❑ Infekt   ❑ Medikamente
❑ Koffein   ❑ Stress Arbeit   ❑ Flüssigkeitsmangel ❑ Menstruation
❑ Alkohol   ❑ Gerüche   ❑ Körperl. Belastung ❑ Andere
❑ Schlafprobleme   ❑ Wetterwechsel   ❑ Nikotin   ❑
❑ Nahrung   ❑ Müdigkeit   ❑ Lesen   ❑

Begleitsymptome

❑ Erbrechen   ❑ Übelkeit   ❑ Müdigkeit
❑ Gereiztheit   ❑ Appetitlosigkeit   ❑
❑ Andere   ❑ Schwindel   ❑

Was hat geholfen?

_____
_____
_____
_____
_____
_____

Zusätzliche Notizen

_____
_____
_____
_____
_____
_____

Datum	_____

Tag   MO   DI   MI   DO   FR   SA   SO

🕐 Schmerzbeginn: _____
🕐 Schmerzende: _____
🕐 Dauer: _____

☀ Wetterbedingung: _____
🌡 Temperatur: _____

Welche Art von Kopfschmerz hast du verspürt?

Migräne   Sinus   Cluster   Spannungs-   Hinterkopf   CMD
schmerz

Intensität der Kopfschmerzen: 0   1   2   3   4   5   6   7   8   9   10

Leichte Schmerzen   Starke Schmerzen

Auslöser

❑ Helles Licht   ❑ Lärm   ❑ Allergie   ❑ Unterzuckerung
❑ Hunger   ❑ Stress zuhause   ❑ Infekt   ❑ Medikamente
❑ Koffein   ❑ Stress Arbeit   ❑ Flüssigkeitsmangel ❑ Menstruation
❑ Alkohol   ❑ Gerüche   ❑ Körperl. Belastung   ❑ Andere
❑ Schlafprobleme   ❑ Wetterwechsel   ❑ Nikotin   ❑
❑ Nahrung   ❑ Müdigkeit   ❑ Lesen   ❑

Begleitsymptome

❑ Erbrechen   ❑ Übelkeit   ❑ Müdigkeit
❑ Gereiztheit   ❑ Appetitlosigkeit ❑
❑ Andere   ❑ Schwindel   ❑

Was hat geholfen?

_____
_____
_____
_____
_____
_____

Zusätzliche Notizen

_____
_____
_____
_____
_____
_____

Datum	_____

Tag MO DI MI DO FR SA SO

🕐 Schmerzbeginn: _____

🕐 Schmerzende: _____

🕐 Dauer: _____

☀ Wetterbedingung: _____

🌡 Temperatur: _____

Welche Art von Kopfschmerz hast du verspürt?

Migräne   Sinus   Cluster   Spannungs-schmerz   Hinterkopf   CMD

Intensität der Kopfschmerzen: 0 1 2 3 4 5 6 7 8 9 10

Leichte Schmerzen   Starke Schmerzen

Auslöser

❑ Helles Licht   ❑ Lärm   ❑ Allergie   ❑ Unterzuckerung

❑ Hunger   ❑ Stress zuhause   ❑ Infekt   ❑ Medikamente

❑ Koffein   ❑ Stress Arbeit   ❑ Flüssigkeitsmangel   ❑ Menstruation

❑ Alkohol   ❑ Gerüche   ❑ Körperl. Belastung   ❑ Andere

❑ Schlafprobleme   ❑ Wetterwechsel   ❑ Nikotin   ❑

❑ Nahrung   ❑ Müdigkeit   ❑ Lesen   ❑

Begleitsymptome

❑ Erbrechen   ❑ Übelkeit   ❑ Müdigkeit

❑ Gereiztheit   ❑ Appetitlosigkeit   ❑

❑ Andere   ❑ Schwindel   ❑

Was hat geholfen?

_____

_____

_____

_____

_____

Zusätzliche Notizen

_____

_____

_____

_____

_____

Datum	_____

Tag   MO   DI   MI   DO   FR   SA   SO

🕐 Schmerzbeginn: _____

🕐 Schmerzende: _____

🕐 Dauer: _____

☀ Wetterbedingung: _____

🌡 Temperatur: _____

Welche Art von Kopfschmerz hast du verspürt?

Migräne   Sinus   Cluster   Spannungs-schmerz   Hinterkopf   CMD

Intensität der Kopfschmerzen: 0   1   2   3   4   5   6   7   8   9   10

Leichte Schmerzen   Starke Schmerzen

Auslöser

❑ Helles Licht   ❑ Lärm   ❑ Allergie   ❑ Unterzuckerung

❑ Hunger   ❑ Stress zuhause   ❑ Infekt   ❑ Medikamente

❑ Koffein   ❑ Stress Arbeit   ❑ Flüssigkeitsmangel   ❑ Menstruation

❑ Alkohol   ❑ Gerüche   ❑ Körperl. Belastung   ❑ Andere

❑ Schlafprobleme   ❑ Wetterwechsel   ❑ Nikotin   ❑

❑ Nahrung   ❑ Müdigkeit   ❑ Lesen   ❑

Begleitsymptome

❑ Erbrechen   ❑ Übelkeit   ❑ Müdigkeit

❑ Gereiztheit   ❑ Appetitlosigkeit   ❑

❑ Andere   ❑ Schwindel   ❑

Was hat geholfen?

_____
_____
_____
_____
_____
_____

Zusätzliche Notizen

_____
_____
_____
_____
_____
_____

| Datum |
| _____ |

Tag MO DI MI DO FR SA SO

🕐 Schmerzbeginn: _____
🕐 Schmerzende: _____
🕐 Dauer: _____

☀ Wetterbedingung: _____
🌡 Temperatur: _____

Welche Art von Kopfschmerz hast du verspürt?

Migräne   Sinus   Cluster   Spannungs-   Hinterkopf   CMD
                                schmerz

Intensität der Kopfschmerzen: 0 1 2 3 4 5 6 7 8 9 10

Leichte Schmerzen   Starke Schmerzen

Auslöser

❑ Helles Licht   ❑ Lärm   ❑ Allergie   ❑ Unterzuckerung
❑ Hunger   ❑ Stress zuhause   ❑ Infekt   ❑ Medikamente
❑ Koffein   ❑ Stress Arbeit   ❑ Flüssigkeitsmangel   ❑ Menstruation
❑ Alkohol   ❑ Gerüche   ❑ Körperl. Belastung   ❑ Andere
❑ Schlafprobleme   ❑ Wetterwechsel   ❑ Nikotin   ❑
❑ Nahrung   ❑ Müdigkeit   ❑ Lesen   ❑

Begleitsymptome

❑ Erbrechen   ❑ Übelkeit   ❑ Müdigkeit
❑ Gereiztheit   ❑ Appetitlosigkeit ❑
❑ Andere   ❑ Schwindel   ❑

Was hat geholfen?

_____
_____
_____
_____
_____

Zusätzliche Notizen

_____
_____
_____
_____
_____

Datum	_____

Tag   MO   DI   MI   DO   FR   SA   SO

🕐 Schmerzbeginn: _____
🕐 Schmerzende: _____
🕐 Dauer: _____

☀ Wetterbedingung: _____
🌡 Temperatur: _____

Welche Art von Kopfschmerz hast du verspürt?

Migräne   Sinus   Cluster   Spannungs-schmerz   Hinterkopf   CMD

Intensität der Kopfschmerzen: 0   1   2   3   4   5   6   7   8   9   10

Leichte Schmerzen   Starke Schmerzen

Auslöser

- ❑ Helles Licht
- ❑ Hunger
- ❑ Koffein
- ❑ Alkohol
- ❑ Schlafprobleme
- ❑ Nahrung

- ❑ Lärm
- ❑ Stress zuhause
- ❑ Stress Arbeit
- ❑ Gerüche
- ❑ Wetterwechsel
- ❑ Müdigkeit

- ❑ Allergie
- ❑ Infekt
- ❑ Flüssigkeitsmangel
- ❑ Körperl. Belastung
- ❑ Nikotin
- ❑ Lesen

- ❑ Unterzuckerung
- ❑ Medikamente
- ❑ Menstruation
- ❑ Andere
- ❑
- ❑

Begleitsymptome

- ❑ Erbrechen
- ❑ Gereiztheit
- ❑ Andere

- ❑ Übelkeit
- ❑ Appetitlosigkeit
- ❑ Schwindel

- ❑ Müdigkeit
- ❑
- ❑

Was hat geholfen?

_____
_____
_____
_____
_____
_____

Zusätzliche Notizen

_____
_____
_____
_____
_____
_____

Datum	_____

Tag MO DI MI DO FR SA SO

🕐 Schmerzbeginn: _____
🕐 Schmerzende: _____
🕐 Dauer: _____

☀ Wetterbedingung: _____
🌡 Temperatur: _____

Welche Art von Kopfschmerz hast du verspürt?

Migräne   Sinus   Cluster   Spannungs-   Hinterkopf   CMD
schmerz

Intensität der Kopfschmerzen: 0 1 2 3 4 5 6 7 8 9 10

Leichte Schmerzen   Starke Schmerzen

Auslöser

❑ Helles Licht   ❑ Lärm   ❑ Allergie   ❑ Unterzuckerung
❑ Hunger   ❑ Stress zuhause   ❑ Infekt   ❑ Medikamente
❑ Koffein   ❑ Stress Arbeit   ❑ Flüssigkeitsmangel ❑ Menstruation
❑ Alkohol   ❑ Gerüche   ❑ Körperl. Belastung ❑ Andere
❑ Schlafprobleme   ❑ Wetterwechsel   ❑ Nikotin   ❑
❑ Nahrung   ❑ Müdigkeit   ❑ Lesen   ❑

Begleitsymptome

❑ Erbrechen   ❑ Übelkeit   ❑ Müdigkeit
❑ Gereiztheit   ❑ Appetitlosigkeit ❑
❑ Andere   ❑ Schwindel   ❑

Was hat geholfen?

_____
_____
_____
_____
_____
_____

Zusätzliche Notizen

_____
_____
_____
_____
_____
_____

Datum _____

Tag   MO   DI   MI   DO   FR   SA   SO

🕐 Schmerzbeginn: _____

🕐 Schmerzende: _____

🕐 Dauer: _____

☀ Wetterbedingung: _____

🌡 Temperatur: _____

Welche Art von Kopfschmerz hast du verspürt?

| Migräne | Sinus | Cluster | Spannungs-schmerz | Hinterkopf | CMD |

Intensität der Kopfschmerzen: 0   1   2   3   4   5   6   7   8   9   10

Leichte Schmerzen   Starke Schmerzen

Auslöser

❑ Helles Licht   ❑ Lärm   ❑ Allergie   ❑ Unterzuckerung
❑ Hunger   ❑ Stress zuhause ❑ Infekt   ❑ Medikamente
❑ Koffein   ❑ Stress Arbeit   ❑ Flüssigkeitsmangel ❑ Menstruation
❑ Alkohol   ❑ Gerüche   ❑ Körperl. Belastung ❑ Andere
❑ Schlafprobleme   ❑ Wetterwechsel   ❑ Nikotin   ❑
❑ Nahrung   ❑ Müdigkeit   ❑ Lesen   ❑

Begleitsymptome

❑ Erbrechen   ❑ Übelkeit   ❑ Müdigkeit
❑ Gereiztheit   ❑ Appetitlosigkeit   ❑
❑ Andere   ❑ Schwindel   ❑

Was hat geholfen?

_____
_____
_____
_____
_____
_____

Zusätzliche Notizen

_____
_____
_____
_____
_____
_____

Datum	_____

Tag   MO   DI   MI   DO   FR   SA   SO

🕐 Schmerzbeginn: _____
🕐 Schmerzende: _____
🕐 Dauer: _____

☀ Wetterbedingung: _____
🌡 Temperatur: _____

Welche Art von Kopfschmerz hast du verspürt?

Migräne   Sinus   Cluster   Spannungs-   Hinterkopf   CMD
                                     schmerz

Intensität der Kopfschmerzen: 0   1   2   3   4   5   6   7   8   9   10

Leichte Schmerzen   Starke Schmerzen

Auslöser

❑ Helles Licht   ❑ Lärm   ❑ Allergie   ❑ Unterzuckerung
❑ Hunger   ❑ Stress zuhause   ❑ Infekt   ❑ Medikamente
❑ Koffein   ❑ Stress Arbeit   ❑ Flüssigkeitsmangel   ❑ Menstruation
❑ Alkohol   ❑ Gerüche   ❑ Körperl. Belastung   ❑ Andere
❑ Schlafprobleme   ❑ Wetterwechsel   ❑ Nikotin   ❑
❑ Nahrung   ❑ Müdigkeit   ❑ Lesen   ❑

Begleitsymptome

❑ Erbrechen   ❑ Übelkeit   ❑ Müdigkeit
❑ Gereiztheit   ❑ Appetitlosigkeit   ❑
❑ Andere   ❑ Schwindel   ❑

Was hat geholfen?

_____
_____
_____
_____
_____
_____

Zusätzliche Notizen

_____
_____
_____
_____
_____
_____

Datum	_____

Tag   MO   DI   MI   DO   FR   SA   SO

🕐 Schmerzbeginn: _____

🕐 Schmerzende: _____

🕐 Dauer: _____

☀ Wetterbedingung: _____

🌡 Temperatur: _____

Welche Art von Kopfschmerz hast du verspürt?

Migräne	Sinus	Cluster	Spannungs-schmerz	Hinterkopf	CMD

Intensität der Kopfschmerzen: 0   1   2   3   4   5   6   7   8   9   10

Leichte Schmerzen   Starke Schmerzen

Auslöser

❏ Helles Licht   ❏ Lärm   ❏ Allergie   ❏ Unterzuckerung

❏ Hunger   ❏ Stress zuhause   ❏ Infekt   ❏ Medikamente

❏ Koffein   ❏ Stress Arbeit   ❏ Flüssigkeitsmangel ❏ Menstruation

❏ Alkohol   ❏ Gerüche   ❏ Körperl. Belastung ❏ Andere

❏ Schlafprobleme   ❏ Wetterwechsel   ❏ Nikotin   ❏

❏ Nahrung   ❏ Müdigkeit   ❏ Lesen   ❏

Begleitsymptome

❏ Erbrechen   ❏ Übelkeit   ❏ Müdigkeit

❏ Gereiztheit   ❏ Appetitlosigkeit ❏

❏ Andere   ❏ Schwindel   ❏

Was hat geholfen?

_____

_____

_____

_____

_____

_____

Zusätzliche Notizen

_____

_____

_____

_____

_____

_____

Datum	_____

Tag MO DI MI DO FR SA SO

🕐 Schmerzbeginn: _____

🕐 Schmerzende: _____

🕐 Dauer: _____

☀ Wetterbedingung: _____

🌡 Temperatur: _____

Welche Art von Kopfschmerz hast du verspürt?

Migräne	Sinus	Cluster	Spannungs-schmerz	Hinterkopf	CMD

Intensität der Kopfschmerzen: 0 1 2 3 4 5 6 7 8 9 10

Leichte Schmerzen   Starke Schmerzen

Auslöser

❑ Helles Licht   ❑ Lärm   ❑ Allergie   ❑ Unterzuckerung

❑ Hunger   ❑ Stress zuhause   ❑ Infekt   ❑ Medikamente

❑ Koffein   ❑ Stress Arbeit   ❑ Flüssigkeitsmangel   ❑ Menstruation

❑ Alkohol   ❑ Gerüche   ❑ Körperl. Belastung   ❑ Andere

❑ Schlafprobleme   ❑ Wetterwechsel   ❑ Nikotin   ❑

❑ Nahrung   ❑ Müdigkeit   ❑ Lesen   ❑

Begleitsymptome

❑ Erbrechen   ❑ Übelkeit   ❑ Müdigkeit

❑ Gereiztheit   ❑ Appetitlosigkeit ❑

❑ Andere   ❑ Schwindel   ❑

Was hat geholfen?

_____

_____

_____

_____

_____

_____

Zusätzliche Notizen

_____

_____

_____

_____

_____

_____

Datum	_____

Tag MO   DI   MI   DO   FR   SA   SO

Schmerzbeginn: _____

Schmerzende: _____

Dauer: _____

Wetterbedingung: _____

Temperatur: _____

Welche Art von Kopfschmerz hast du verspürt?

| Migräne | Sinus | Cluster | Spannungs-schmerz | Hinterkopf | CMD |

Intensität der Kopfschmerzen: 0 1 2 3 4 5 6 7 8 9 10

Leichte Schmerzen   Starke Schmerzen

Auslöser

❑ Helles Licht   ❑ Lärm   ❑ Allergie   ❑ Unterzuckerung
❑ Hunger   ❑ Stress zuhause ❑ Infekt   ❑ Medikamente
❑ Koffein   ❑ Stress Arbeit ❑ Flüssigkeitsmangel ❑ Menstruation
❑ Alkohol   ❑ Gerüche   ❑ Körperl. Belastung ❑ Andere
❑ Schlafprobleme ❑ Wetterwechsel ❑ Nikotin   ❑
❑ Nahrung   ❑ Müdigkeit   ❑ Lesen   ❑

Begleitsymptome

❑ Erbrechen   ❑ Übelkeit   ❑ Müdigkeit
❑ Gereiztheit   ❑ Appetitlosigkeit ❑
❑ Andere   ❑ Schwindel   ❑

Was hat geholfen?

_____
_____
_____
_____
_____
_____

Zusätzliche Notizen

_____
_____
_____
_____
_____
_____

Datum	_____

Tag   MO   DI   MI   DO   FR   SA   SO

🕐 Schmerzbeginn: _____

🕐 Schmerzende: _____

🕐 Dauer: _____

☀ Wetterbedingung: _____

🌡 Temperatur: _____

Welche Art von Kopfschmerz hast du verspürt?

Migräne   Sinus   Cluster   Spannungs-   Hinterkopf   CMD
                                     schmerz

Intensität der Kopfschmerzen: 0   1   2   3   4   5   6   7   8   9   10

Leichte Schmerzen   Starke Schmerzen

Auslöser

❑ Helles Licht   ❑ Lärm   ❑ Allergie   ❑ Unterzuckerung

❑ Hunger   ❑ Stress zuhause   ❑ Infekt   ❑ Medikamente

❑ Koffein   ❑ Stress Arbeit   ❑ Flüssigkeitsmangel   ❑ Menstruation

❑ Alkohol   ❑ Gerüche   ❑ Körperl. Belastung   ❑ Andere

❑ Schlafprobleme   ❑ Wetterwechsel   ❑ Nikotin   ❑

❑ Nahrung   ❑ Müdigkeit   ❑ Lesen   ❑

Begleitsymptome

❑ Erbrechen   ❑ Übelkeit   ❑ Müdigkeit

❑ Gereiztheit   ❑ Appetitlosigkeit ❑

❑ Andere   ❑ Schwindel   ❑

Was hat geholfen?   ## Zusätzliche Notizen

_____   _____

_____   _____

_____   _____

_____   _____

_____   _____

_____   _____

Datum	_____

Tag   MO   DI   MI   DO   FR   SA   SO

🕐 Schmerzbeginn: _____
🕐 Schmerzende: _____
🕐 Dauer: _____

☀ Wetterbedingung: _____
🌡 Temperatur: _____

Welche Art von Kopfschmerz hast du verspürt?

Migräne	Sinus	Cluster	Spannungs-schmerz	Hinterkopf	CMD

Intensität der Kopfschmerzen: 0   1   2   3   4   5   6   7   8   9   10

Leichte Schmerzen   Starke Schmerzen

Auslöser

- ❑ Helles Licht
- ❑ Hunger
- ❑ Koffein
- ❑ Alkohol
- ❑ Schlafprobleme
- ❑ Nahrung

- ❑ Lärm
- ❑ Stress zuhause
- ❑ Stress Arbeit
- ❑ Gerüche
- ❑ Wetterwechsel
- ❑ Müdigkeit

- ❑ Allergie
- ❑ Infekt
- ❑ Flüssigkeitsmangel
- ❑ Körperl. Belastung
- ❑ Nikotin
- ❑ Lesen

- ❑ Unterzuckerung
- ❑ Medikamente
- ❑ Menstruation
- ❑ Andere
- ❑
- ❑

Begleitsymptome

- ❑ Erbrechen
- ❑ Gereiztheit
- ❑ Andere

- ❑ Übelkeit
- ❑ Appetitlosigkeit
- ❑ Schwindel

- ❑ Müdigkeit
- ❑
- ❑

Was hat geholfen?

_____
_____
_____
_____
_____
_____

Zusätzliche Notizen

_____
_____
_____
_____
_____
_____

Datum
_____

Tag   MO   DI   MI   DO   FR   SA   SO

🕐 Schmerzbeginn: _____   ☀ Wetterbedingung: _____

🕐 Schmerzende: _____   🌡 Temperatur: _____

🕐 Dauer: _____

Welche Art von Kopfschmerz hast du verspürt?

Migräne	Sinus	Cluster	Spannungs-schmerz	Hinterkopf	CMD

Intensität der Kopfschmerzen: 0   1   2   3   4   5   6   7   8   9   10

Leichte Schmerzen   Starke Schmerzen

Auslöser

❑ Helles Licht   ❑ Lärm   ❑ Allergie   ❑ Unterzuckerung

❑ Hunger   ❑ Stress zuhause   ❑ Infekt   ❑ Medikamente

❑ Koffein   ❑ Stress Arbeit   ❑ Flüssigkeitsmangel   ❑ Menstruation

❑ Alkohol   ❑ Gerüche   ❑ Körperl. Belastung   ❑ Andere

❑ Schlafprobleme   ❑ Wetterwechsel   ❑ Nikotin   ❑

❑ Nahrung   ❑ Müdigkeit   ❑ Lesen   ❑

Begleitsymptome

❑ Erbrechen   ❑ Übelkeit   ❑ Müdigkeit

❑ Gereiztheit   ❑ Appetitlosigkeit   ❑

❑ Andere   ❑ Schwindel   ❑

Was hat geholfen?

_____
_____
_____
_____
_____
_____

Zusätzliche Notizen

_____
_____
_____
_____
_____
_____

Datum _____

Tag MO DI MI DO FR SA SO

Schmerzbeginn: _____

Schmerzende: _____

Dauer: _____

☀ Wetterbedingung: _____

🌡 Temperatur: _____

Welche Art von Kopfschmerz hast du verspürt?

Migräne	Sinus	Cluster	Spannungs-schmerz	Hinterkopf	CMD

Intensität der Kopfschmerzen: 0 1 2 3 4 5 6 7 8 9 10

Leichte Schmerzen   Starke Schmerzen

Auslöser

❑ Helles Licht   ❑ Lärm   ❑ Allergie   ❑ Unterzuckerung

❑ Hunger   ❑ Stress zuhause   ❑ Infekt   ❑ Medikamente

❑ Koffein   ❑ Stress Arbeit   ❑ Flüssigkeitsmangel   ❑ Menstruation

❑ Alkohol   ❑ Gerüche   ❑ Körperl. Belastung   ❑ Andere

❑ Schlafprobleme ❑ Wetterwechsel   ❑ Nikotin   ❑

❑ Nahrung   ❑ Müdigkeit   ❑ Lesen   ❑

Begleitsymptome

❑ Erbrechen   ❑ Übelkeit   ❑ Müdigkeit

❑ Gereiztheit   ❑ Appetitlosigkeit ❑

❑ Andere   ❑ Schwindel   ❑

Was hat geholfen?

_____

_____

_____

_____

_____

_____

Zusätzliche Notizen

_____

_____

_____

_____

_____

_____

Datum	_____

Tag   MO   DI   MI   DO   FR   SA   SO

🕐 Schmerzbeginn: _____
🕐 Schmerzende: _____
🕐 Dauer: _____

☀ Wetterbedingung: _____
🌡 Temperatur: _____

Welche Art von Kopfschmerz hast du verspürt?

Migräne	Sinus	Cluster	Spannungs-schmerz	Hinterkopf	CMD

Intensität der Kopfschmerzen: 0   1   2   3   4   5   6   7   8   9   10

Leichte Schmerzen   Starke Schmerzen

Auslöser

❑ Helles Licht   ❑ Lärm   ❑ Allergie   ❑ Unterzuckerung
❑ Hunger   ❑ Stress zuhause ❑ Infekt   ❑ Medikamente
❑ Koffein   ❑ Stress Arbeit   ❑ Flüssigkeitsmangel   ❑ Menstruation
❑ Alkohol   ❑ Gerüche   ❑ Körperl. Belastung   ❑ Andere
❑ Schlafprobleme   ❑ Wetterwechsel   ❑ Nikotin   ❑
❑ Nahrung   ❑ Müdigkeit   ❑ Lesen   ❑

Begleitsymptome

❑ Erbrechen   ❑ Übelkeit   ❑ Müdigkeit
❑ Gereiztheit   ❑ Appetitlosigkeit ❑
❑ Andere   ❑ Schwindel   ❑

Was hat geholfen?

_____
_____
_____
_____
_____
_____

Zusätzliche Notizen

_____
_____
_____
_____
_____
_____

Datum	_____

Tag MO DI MI DO FR SA SO

🕐 Schmerzbeginn: _____

🕐 Schmerzende: _____

🕐 Dauer: _____

☀ Wetterbedingung: _____

🌡 Temperatur: _____

Welche Art von Kopfschmerz hast du verspürt?

Migräne	Sinus	Cluster	Spannungs-schmerz	Hinterkopf	CMD

Intensität der Kopfschmerzen: 0 1 2 3 4 5 6 7 8 9 10

Leichte Schmerzen   Starke Schmerzen

Auslöser

❑ Helles Licht   ❑ Lärm   ❑ Allergie   ❑ Unterzuckerung

❑ Hunger   ❑ Stress zuhause   ❑ Infekt   ❑ Medikamente

❑ Koffein   ❑ Stress Arbeit   ❑ Flüssigkeitsmangel ❑ Menstruation

❑ Alkohol   ❑ Gerüche   ❑ Körperl. Belastung   ❑ Andere

❑ Schlafprobleme ❑ Wetterwechsel   ❑ Nikotin   ❑

❑ Nahrung   ❑ Müdigkeit   ❑ Lesen   ❑

Begleitsymptome

❑ Erbrechen   ❑ Übelkeit   ❑ Müdigkeit

❑ Gereiztheit   ❑ Appetitlosigkeit ❑

❑ Andere   ❑ Schwindel   ❑

Was hat geholfen?

_____
_____
_____
_____
_____
_____

Zusätzliche Notizen

_____
_____
_____
_____
_____
_____

Datum	_____

Tag   MO   DI   MI   DO   FR   SA   SO

🕐 Schmerzbeginn: _____
🕐 Schmerzende: _____
🕐 Dauer: _____

☀ Wetterbedingung: _____
🌡 Temperatur: _____

Welche Art von Kopfschmerz hast du verspürt?

Migräne   Sinus   Cluster   Spannungs-   Hinterkopf   CMD
                                            schmerz

Intensität der Kopfschmerzen: 0   1   2   3   4   5   6   7   8   9   10

Leichte Schmerzen   Starke Schmerzen

Auslöser

❏ Helles Licht   ❏ Lärm   ❏ Allergie   ❏ Unterzuckerung
❏ Hunger   ❏ Stress zuhause   ❏ Infekt   ❏ Medikamente
❏ Koffein   ❏ Stress Arbeit   ❏ Flüssigkeitsmangel   ❏ Menstruation
❏ Alkohol   ❏ Gerüche   ❏ Körperl. Belastung   ❏ Andere
❏ Schlafprobleme   ❏ Wetterwechsel   ❏ Nikotin   ❏
❏ Nahrung   ❏ Müdigkeit   ❏ Lesen   ❏

Begleitsymptome

❏ Erbrechen   ❏ Übelkeit   ❏ Müdigkeit
❏ Gereiztheit   ❏ Appetitlosigkeit   ❏
❏ Andere   ❏ Schwindel   ❏

Was hat geholfen?

_____
_____
_____
_____
_____
_____

Zusätzliche Notizen

_____
_____
_____
_____
_____
_____

Datum	_____

Tag   MO   DI   MI   DO   FR   SA   SO

🕐 Schmerzbeginn: _____

🕐 Schmerzende: _____

🕐 Dauer: _____

☀ Wetterbedingung: _____

🌡 Temperatur: _____

Welche Art von Kopfschmerz hast du verspürt?

Migräne   Sinus   Cluster   Spannungs-   Hinterkopf   CMD
schmerz

Intensität der Kopfschmerzen: 0   1   2   3   4   5   6   7   8   9   10

Leichte Schmerzen   Starke Schmerzen

Auslöser

❑ Helles Licht   ❑ Lärm   ❑ Allergie   ❑ Unterzuckerung
❑ Hunger   ❑ Stress zuhause   ❑ Infekt   ❑ Medikamente
❑ Koffein   ❑ Stress Arbeit   ❑ Flüssigkeitsmangel   ❑ Menstruation
❑ Alkohol   ❑ Gerüche   ❑ Körperl. Belastung   ❑ Andere
❑ Schlafprobleme   ❑ Wetterwechsel   ❑ Nikotin   ❑
❑ Nahrung   ❑ Müdigkeit   ❑ Lesen   ❑

Begleitsymptome

❑ Erbrechen   ❑ Übelkeit   ❑ Müdigkeit
❑ Gereiztheit   ❑ Appetitlosigkeit   ❑
❑ Andere   ❑ Schwindel   ❑

Was hat geholfen?

_____
_____
_____
_____
_____
_____

Zusätzliche Notizen

_____
_____
_____
_____
_____
_____

Datum	_____

Tag   MO   DI   MI   DO   FR   SA   SO

Schmerzbeginn: _____   ☀ Wetterbedingung: _____
Schmerzende: _____   🌡 Temperatur: _____
Dauer: _____

Welche Art von Kopfschmerz hast du verspürt?

Migräne   Sinus   Cluster   Spannungs-   Hinterkopf   CMD
                              schmerz

Intensität der Kopfschmerzen: 0   1   2   3   4   5   6   7   8   9   10

Leichte Schmerzen   Starke Schmerzen

Auslöser

- ❏ Helles Licht
- ❏ Hunger
- ❏ Koffein
- ❏ Alkohol
- ❏ Schlafprobleme
- ❏ Nahrung

- ❏ Lärm
- ❏ Stress zuhause
- ❏ Stress Arbeit
- ❏ Gerüche
- ❏ Wetterwechsel
- ❏ Müdigkeit

- ❏ Allergie
- ❏ Infekt
- ❏ Flüssigkeitsmangel
- ❏ Körperl. Belastung
- ❏ Nikotin
- ❏ Lesen

- ❏ Unterzuckerung
- ❏ Medikamente
- ❏ Menstruation
- ❏ Andere
- ❏
- ❏

Begleitsymptome

- ❏ Erbrechen
- ❏ Gereiztheit
- ❏ Andere

- ❏ Übelkeit
- ❏ Appetitlosigkeit
- ❏ Schwindel

- ❏ Müdigkeit
- ❏
- ❏

Was hat geholfen?

_____
_____
_____
_____
_____

Zusätzliche Notizen

_____
_____
_____
_____
_____

Datum	_____

Tag   MO   DI   MI   DO   FR   SA   SO

🕐 Schmerzbeginn: _____
🕐 Schmerzende: _____
🕐 Dauer: _____

☀ Wetterbedingung: _____
🌡 Temperatur: _____

Welche Art von Kopfschmerz hast du verspürt?

Migräne   Sinus   Cluster   Spannungs-   Hinterkopf   CMD
                                            schmerz

Intensität der Kopfschmerzen: 0   1   2   3   4   5   6   7   8   9   10

Leichte Schmerzen   Starke Schmerzen

Auslöser

❑ Helles Licht   ❑ Lärm   ❑ Allergie   ❑ Unterzuckerung
❑ Hunger   ❑ Stress zuhause   ❑ Infekt   ❑ Medikamente
❑ Koffein   ❑ Stress Arbeit   ❑ Flüssigkeitsmangel   ❑ Menstruation
❑ Alkohol   ❑ Gerüche   ❑ Körperl. Belastung   ❑ Andere
❑ Schlafprobleme   ❑ Wetterwechsel   ❑ Nikotin   ❑
❑ Nahrung   ❑ Müdigkeit   ❑ Lesen   ❑

Begleitsymptome

❑ Erbrechen   ❑ Übelkeit   ❑ Müdigkeit
❑ Gereiztheit   ❑ Appetitlosigkeit ❑
❑ Andere   ❑ Schwindel   ❑

Was hat geholfen?

_____
_____
_____
_____
_____

Zusätzliche Notizen

_____
_____
_____
_____
_____

Datum	_____

Tag MO   DI   MI   DO   FR   SA   SO

Schmerzbeginn: _____
Schmerzende: _____
Dauer: _____

☀ Wetterbedingung: _____
🌡 Temperatur: _____

Welche Art von Kopfschmerz hast du verspürt?

Migräne   Sinus   Cluster   Spannungs-   Hinterkopf   CMD
schmerz

Intensität der Kopfschmerzen: 0   1   2   3   4   5   6   7   8   9   10

Leichte Schmerzen   Starke Schmerzen

Auslöser

❑ Helles Licht   ❑ Lärm   ❑ Allergie   ❑ Unterzuckerung
❑ Hunger   ❑ Stress zuhause   ❑ Infekt   ❑ Medikamente
❑ Koffein   ❑ Stress Arbeit   ❑ Flüssigkeitsmangel   ❑ Menstruation
❑ Alkohol   ❑ Gerüche   ❑ Körperl. Belastung   ❑ Andere
❑ Schlafprobleme   ❑ Wetterwechsel   ❑ Nikotin   ❑
❑ Nahrung   ❑ Müdigkeit   ❑ Lesen   ❑

Begleitsymptome

❑ Erbrechen   ❑ Übelkeit   ❑ Müdigkeit
❑ Gereiztheit   ❑ Appetitlosigkeit ❑
❑ Andere   ❑ Schwindel   ❑

Was hat geholfen?

_____
_____
_____
_____
_____
_____

Zusätzliche Notizen

_____
_____
_____
_____
_____
_____

Datum _____

Tag MO DI MI DO FR SA SO

🕐 Schmerzbeginn: _____
🕐 Schmerzende: _____
🕐 Dauer: _____

☀ Wetterbedingung: _____
🌡 Temperatur: _____

Welche Art von Kopfschmerz hast du verspürt?

Migräne	Sinus	Cluster	Spannungs-schmerz	Hinterkopf	CMD

Intensität der Kopfschmerzen: 0 1 2 3 4 5 6 7 8 9 10

Leichte Schmerzen   Starke Schmerzen

Auslöser

❑ Helles Licht   ❑ Lärm   ❑ Allergie   ❑ Unterzuckerung
❑ Hunger   ❑ Stress zuhause   ❑ Infekt   ❑ Medikamente
❑ Koffein   ❑ Stress Arbeit   ❑ Flüssigkeitsmangel   ❑ Menstruation
❑ Alkohol   ❑ Gerüche   ❑ Körperl. Belastung   ❑ Andere
❑ Schlafprobleme ❑ Wetterwechsel   ❑ Nikotin   ❑
❑ Nahrung   ❑ Müdigkeit   ❑ Lesen   ❑

Begleitsymptome

❑ Erbrechen   ❑ Übelkeit   ❑ Müdigkeit
❑ Gereiztheit   ❑ Appetitlosigkeit ❑
❑ Andere   ❑ Schwindel   ❑

Was hat geholfen?

_____
_____
_____
_____
_____
_____

Zusätzliche Notizen

_____
_____
_____
_____
_____
_____

Datum	_____

Tag   MO   DI   MI   DO   FR   SA   SO

🕐 Schmerzbeginn: _____
🕐 Schmerzende: _____
🕐 Dauer: _____

☀ Wetterbedingung: _____
🌡 Temperatur: _____

Welche Art von Kopfschmerz hast du verspürt?

Migräne	Sinus	Cluster	Spannungs-schmerz	Hinterkopf	CMD

Intensität der Kopfschmerzen: 0   1   2   3   4   5   6   7   8   9   10

Leichte Schmerzen   Starke Schmerzen

Auslöser

❑ Helles Licht   ❑ Lärm   ❑ Allergie   ❑ Unterzuckerung
❑ Hunger   ❑ Stress zuhause   ❑ Infekt   ❑ Medikamente
❑ Koffein   ❑ Stress Arbeit   ❑ Flüssigkeitsmangel   ❑ Menstruation
❑ Alkohol   ❑ Gerüche   ❑ Körperl. Belastung   ❑ Andere
❑ Schlafprobleme   ❑ Wetterwechsel   ❑ Nikotin   ❑
❑ Nahrung   ❑ Müdigkeit   ❑ Lesen   ❑

Begleitsymptome

❑ Erbrechen   ❑ Übelkeit   ❑ Müdigkeit
❑ Gereiztheit   ❑ Appetitlosigkeit   ❑
❑ Andere   ❑ Schwindel   ❑

Was hat geholfen?

_____
_____
_____
_____
_____

Zusätzliche Notizen

_____
_____
_____
_____
_____

Datum	_____

Tag   MO   DI   MI   DO   FR   SA   SO

🕐 Schmerzbeginn: _____

🕐 Schmerzende: _____

🕐 Dauer: _____

☀ Wetterbedingung: _____

🌡 Temperatur: _____

Welche Art von Kopfschmerz hast du verspürt?

Migräne	Sinus	Cluster	Spannungs-schmerz	Hinterkopf	CMD

Intensität der Kopfschmerzen: 0   1   2   3   4   5   6   7   8   9   10

Leichte Schmerzen   Starke Schmerzen

Auslöser

❑ Helles Licht   ❑ Lärm   ❑ Allergie   ❑ Unterzuckerung

❑ Hunger   ❑ Stress zuhause   ❑ Infekt   ❑ Medikamente

❑ Koffein   ❑ Stress Arbeit   ❑ Flüssigkeitsmangel   ❑ Menstruation

❑ Alkohol   ❑ Gerüche   ❑ Körperl. Belastung   ❑ Andere

❑ Schlafprobleme   ❑ Wetterwechsel   ❑ Nikotin   ❑

❑ Nahrung   ❑ Müdigkeit   ❑ Lesen   ❑

Begleitsymptome

❑ Erbrechen   ❑ Übelkeit   ❑ Müdigkeit

❑ Gereiztheit   ❑ Appetitlosigkeit ❑

❑ Andere   ❑ Schwindel   ❑

Was hat geholfen?

_____

_____

_____

_____

_____

_____

Zusätzliche Notizen

_____

_____

_____

_____

_____

_____

Datum	_____

Tag　　MO　DI　MI　DO　FR　SA　SO

🕐 Schmerzbeginn: _____
🕐 Schmerzende: _____
🕐 Dauer: _____

☀ Wetterbedingung: _____
🌡 Temperatur: _____

Welche Art von Kopfschmerz hast du verspürt?

Migräne　　　Sinus　　　Cluster　　　Spannungs-schmerz　　　Hinterkopf　　　CMD

Intensität der Kopfschmerzen:　　0　1　2　3　4　5　6　7　8　9　10

Leichte Schmerzen　　　　　Starke Schmerzen

Auslöser

❑ Helles Licht ❑ Lärm ❑ Allergie ❑ Unterzuckerung
❑ Hunger ❑ Stress zuhause ❑ Infekt ❑ Medikamente
❑ Koffein ❑ Stress Arbeit ❑ Flüssigkeitsmangel ❑ Menstruation
❑ Alkohol ❑ Gerüche ❑ Körperl. Belastung ❑ Andere
❑ Schlafprobleme ❑ Wetterwechsel ❑ Nikotin ❑
❑ Nahrung ❑ Müdigkeit ❑ Lesen ❑

Begleitsymptome

❑ Erbrechen ❑ Übelkeit ❑ Müdigkeit
❑ Gereiztheit ❑ Appetitlosigkeit ❑
❑ Andere ❑ Schwindel ❑

Was hat geholfen?

_____
_____
_____
_____
_____
_____

Zusätzliche Notizen

_____
_____
_____
_____
_____
_____

Datum	_____

Tag   MO   DI   MI   DO   FR   SA   SO

Schmerzbeginn: _____
Schmerzende: _____
Dauer: _____

☀ Wetterbedingung: _____
🌡 Temperatur: _____

Welche Art von Kopfschmerz hast du verspürt?

Migräne   Sinus   Cluster   Spannungs-   Hinterkopf   CMD
schmerz

Intensität der Kopfschmerzen: 0 1 2 3 4 5 6 7 8 9 10

Leichte Schmerzen   Starke Schmerzen

Auslöser

❑ Helles Licht	❑ Lärm	❑ Allergie	❑ Unterzuckerung
❑ Hunger	❑ Stress zuhause	❑ Infekt	❑ Medikamente
❑ Koffein	❑ Stress Arbeit	❑ Flüssigkeitsmangel	❑ Menstruation
❑ Alkohol	❑ Gerüche	❑ Körperl. Belastung	❑ Andere
❑ Schlafprobleme	❑ Wetterwechsel	❑ Nikotin	❑
❑ Nahrung	❑ Müdigkeit	❑ Lesen	❑

Begleitsymptome

❑ Erbrechen	❑ Übelkeit	❑ Müdigkeit
❑ Gereiztheit	❑ Appetitlosigkeit	❑
❑ Andere	❑ Schwindel	❑

Was hat geholfen?

_____
_____
_____
_____
_____
_____

Zusätzliche Notizen

_____
_____
_____
_____
_____
_____

Datum	_____

Tag MO DI MI DO FR SA SO

🕐 Schmerzbeginn: _____
🕐 Schmerzende: _____
🕐 Dauer: _____

☀ Wetterbedingung: _____
🌡 Temperatur: _____

Welche Art von Kopfschmerz hast du verspürt?

Migräne	Sinus	Cluster	Spannungs-schmerz	Hinterkopf	CMD

Intensität der Kopfschmerzen: 0 1 2 3 4 5 6 7 8 9 10

Leichte Schmerzen   Starke Schmerzen

Auslöser

❏ Helles Licht   ❏ Lärm   ❏ Allergie   ❏ Unterzuckerung
❏ Hunger   ❏ Stress zuhause   ❏ Infekt   ❏ Medikamente
❏ Koffein   ❏ Stress Arbeit   ❏ Flüssigkeitsmangel   ❏ Menstruation
❏ Alkohol   ❏ Gerüche   ❏ Körperl. Belastung   ❏ Andere
❏ Schlafprobleme   ❏ Wetterwechsel   ❏ Nikotin   ❏
❏ Nahrung   ❏ Müdigkeit   ❏ Lesen   ❏

Begleitsymptome

❏ Erbrechen   ❏ Übelkeit   ❏ Müdigkeit
❏ Gereiztheit   ❏ Appetitlosigkeit ❏
❏ Andere   ❏ Schwindel   ❏

Was hat geholfen?

_____
_____
_____
_____
_____
_____

Zusätzliche Notizen

_____
_____
_____
_____
_____
_____

Datum	_____

Tag   MO   DI   MI   DO   FR   SA   SO

Schmerzbeginn: _____

Schmerzende: _____

Dauer: _____

☀ Wetterbedingung: _____

🌡 Temperatur: _____

Welche Art von Kopfschmerz hast du verspürt?

| Migräne | Sinus | Cluster | Spannungs-schmerz | Hinterkopf | CMD |

Intensität der Kopfschmerzen: 0   1   2   3   4   5   6   7   8   9   10

Leichte Schmerzen   Starke Schmerzen

Auslöser

❑ Helles Licht   ❑ Lärm   ❑ Allergie   ❑ Unterzuckerung

❑ Hunger   ❑ Stress zuhause   ❑ Infekt   ❑ Medikamente

❑ Koffein   ❑ Stress Arbeit   ❑ Flüssigkeitsmangel ❑ Menstruation

❑ Alkohol   ❑ Gerüche   ❑ Körperl. Belastung ❑ Andere

❑ Schlafprobleme   ❑ Wetterwechsel   ❑ Nikotin   ❑

❑ Nahrung   ❑ Müdigkeit   ❑ Lesen   ❑

Begleitsymptome

❑ Erbrechen   ❑ Übelkeit   ❑ Müdigkeit

❑ Gereiztheit   ❑ Appetitlosigkeit ❑

❑ Andere   ❑ Schwindel   ❑

Was hat geholfen?

_____

_____

_____

_____

_____

_____

Zusätzliche Notizen

_____

_____

_____

_____

_____

_____

Datum	_____

Tag   MO   DI   MI   DO   FR   SA   SO

🕐 Schmerzbeginn: _____
🕐 Schmerzende: _____
🕐 Dauer: _____

☀ Wetterbedingung: _____
🌡 Temperatur: _____

Welche Art von Kopfschmerz hast du verspürt?

Migräne   Sinus   Cluster   Spannungs-   Hinterkopf   CMD
                                   schmerz

Intensität der Kopfschmerzen: 0   1   2   3   4   5   6   7   8   9   10

Leichte Schmerzen   Starke Schmerzen

Auslöser

❑ Helles Licht   ❑ Lärm   ❑ Allergie   ❑ Unterzuckerung
❑ Hunger   ❑ Stress zuhause   ❑ Infekt   ❑ Medikamente
❑ Koffein   ❑ Stress Arbeit   ❑ Flüssigkeitsmangel   ❑ Menstruation
❑ Alkohol   ❑ Gerüche   ❑ Körperl. Belastung   ❑ Andere
❑ Schlafprobleme   ❑ Wetterwechsel   ❑ Nikotin   ❑
❑ Nahrung   ❑ Müdigkeit   ❑ Lesen   ❑

Begleitsymptome

❑ Erbrechen   ❑ Übelkeit   ❑ Müdigkeit
❑ Gereiztheit   ❑ Appetitlosigkeit   ❑
❑ Andere   ❑ Schwindel   ❑

Was hat geholfen?

_____
_____
_____
_____
_____

Zusätzliche Notizen

_____
_____
_____
_____
_____

Datum	_____

Tag   MO   DI   MI   DO   FR   SA   SO

🕐 Schmerzbeginn: _____

🕐 Schmerzende: _____

🕐 Dauer: _____

☀ Wetterbedingung: _____

🌡 Temperatur: _____

Welche Art von Kopfschmerz hast du verspürt?

Migräne   Sinus   Cluster   Spannungs-   Hinterkopf   CMD
                                            schmerz

Intensität der Kopfschmerzen: 0   1   2   3   4   5   6   7   8   9   10

Leichte Schmerzen   Starke Schmerzen

Auslöser

❑ Helles Licht   ❑ Lärm   ❑ Allergie   ❑ Unterzuckerung

❑ Hunger   ❑ Stress zuhause   ❑ Infekt   ❑ Medikamente

❑ Koffein   ❑ Stress Arbeit   ❑ Flüssigkeitsmangel   ❑ Menstruation

❑ Alkohol   ❑ Gerüche   ❑ Körperl. Belastung   ❑ Andere

❑ Schlafprobleme   ❑ Wetterwechsel   ❑ Nikotin   ❑

❑ Nahrung   ❑ Müdigkeit   ❑ Lesen   ❑

Begleitsymptome

❑ Erbrechen   ❑ Übelkeit   ❑ Müdigkeit

❑ Gereiztheit   ❑ Appetitlosigkeit   ❑

❑ Andere   ❑ Schwindel   ❑

Was hat geholfen?

_____

_____

_____

_____

_____

Zusätzliche Notizen

_____

_____

_____

_____

_____

Datum	_____

Tag MO DI MI DO FR SA SO

🕐 Schmerzbeginn: _____ ☀ Wetterbedingung: _____

🕐 Schmerzende: _____ 🌡 Temperatur: _____

🕐 Dauer: _____

Welche Art von Kopfschmerz hast du verspürt?

Migräne   Sinus   Cluster   Spannungs-schmerz   Hinterkopf   CMD

Intensität der Kopfschmerzen: 0 1 2 3 4 5 6 7 8 9 10

Leichte Schmerzen   Starke Schmerzen

Auslöser

- ❑ Helles Licht
- ❑ Hunger
- ❑ Koffein
- ❑ Alkohol
- ❑ Schlafprobleme
- ❑ Nahrung

- ❑ Lärm
- ❑ Stress zuhause
- ❑ Stress Arbeit
- ❑ Gerüche
- ❑ Wetterwechsel
- ❑ Müdigkeit

- ❑ Allergie
- ❑ Infekt
- ❑ Flüssigkeitsmangel
- ❑ Körperl. Belastung
- ❑ Nikotin
- ❑ Lesen

- ❑ Unterzuckerung
- ❑ Medikamente
- ❑ Menstruation
- ❑ Andere
- ❑
- ❑

Begleitsymptome

- ❑ Erbrechen
- ❑ Gereiztheit
- ❑ Andere

- ❑ Übelkeit
- ❑ Appetitlosigkeit
- ❑ Schwindel

- ❑ Müdigkeit
- ❑
- ❑

Was hat geholfen?

_____
_____
_____
_____
_____
_____

Zusätzliche Notizen

_____
_____
_____
_____
_____
_____

Datum	_____

Tag   MO   DI   MI   DO   FR   SA   SO

🕐 Schmerzbeginn: _____

🕐 Schmerzende: _____

🕐 Dauer: _____

☀ Wetterbedingung: _____

🌡 Temperatur: _____

Welche Art von Kopfschmerz hast du verspürt?

Migräne   Sinus   Cluster   Spannungs-   Hinterkopf   CMD
schmerz

Intensität der Kopfschmerzen: 0   1   2   3   4   5   6   7   8   9   10

Leichte Schmerzen   Starke Schmerzen

Auslöser

❑ Helles Licht   ❑ Lärm   ❑ Allergie   ❑ Unterzuckerung
❑ Hunger   ❑ Stress zuhause   ❑ Infekt   ❑ Medikamente
❑ Koffein   ❑ Stress Arbeit   ❑ Flüssigkeitsmangel   ❑ Menstruation
❑ Alkohol   ❑ Gerüche   ❑ Körperl. Belastung   ❑ Andere
❑ Schlafprobleme   ❑ Wetterwechsel   ❑ Nikotin   ❑
❑ Nahrung   ❑ Müdigkeit   ❑ Lesen   ❑

Begleitsymptome

❑ Erbrechen   ❑ Übelkeit   ❑ Müdigkeit
❑ Gereiztheit   ❑ Appetitlosigkeit ❑
❑ Andere   ❑ Schwindel   ❑

Was hat geholfen?

_____

_____

_____

_____

_____

_____

Zusätzliche Notizen

_____

_____

_____

_____

_____

_____

Datum

Tag MO DI MI DO FR SA SO

Schmerzbeginn: _____
Schmerzende: _____
Dauer: _____

☀ Wetterbedingung: _____
🌡 Temperatur: _____

Welche Art von Kopfschmerz hast du verspürt?

Migräne   Sinus   Cluster   Spannungs-   Hinterkopf   CMD
                                schmerz

Intensität der Kopfschmerzen: 0 1 2 3 4 5 6 7 8 9 10

Leichte Schmerzen   Starke Schmerzen

Auslöser

❏ Helles Licht   ❏ Lärm   ❏ Allergie   ❏ Unterzuckerung
❏ Hunger   ❏ Stress zuhause   ❏ Infekt   ❏ Medikamente
❏ Koffein   ❏ Stress Arbeit   ❏ Flüssigkeitsmangel   ❏ Menstruation
❏ Alkohol   ❏ Gerüche   ❏ Körperl. Belastung   ❏ Andere
❏ Schlafprobleme   ❏ Wetterwechsel   ❏ Nikotin   ❏
❏ Nahrung   ❏ Müdigkeit   ❏ Lesen   ❏

Begleitsymptome

❏ Erbrechen   ❏ Übelkeit   ❏ Müdigkeit
❏ Gereiztheit   ❏ Appetitlosigkeit ❏
❏ Andere   ❏ Schwindel   ❏

Was hat geholfen?

_____
_____
_____
_____
_____
_____

Zusätzliche Notizen

_____
_____
_____
_____
_____
_____

Datum	_____

Tag   MO   DI   MI   DO   FR   SA   SO

🕐 Schmerzbeginn: _____
🕐 Schmerzende: _____
🕐 Dauer: _____

☀ Wetterbedingung: _____
🌡 Temperatur: _____

Welche Art von Kopfschmerz hast du verspürt?

Migräne   Sinus   Cluster   Spannungs-   Hinterkopf   CMD
schmerz

Intensität der Kopfschmerzen: 0   1   2   3   4   5   6   7   8   9   10

Leichte Schmerzen   Starke Schmerzen

Auslöser

❑ Helles Licht   ❑ Lärm   ❑ Allergie   ❑ Unterzuckerung
❑ Hunger   ❑ Stress zuhause   ❑ Infekt   ❑ Medikamente
❑ Koffein   ❑ Stress Arbeit   ❑ Flüssigkeitsmangel ❑ Menstruation
❑ Alkohol   ❑ Gerüche   ❑ Körperl. Belastung   ❑ Andere
❑ Schlafprobleme ❑ Wetterwechsel   ❑ Nikotin   ❑
❑ Nahrung   ❑ Müdigkeit   ❑ Lesen   ❑

Begleitsymptome

❑ Erbrechen   ❑ Übelkeit   ❑ Müdigkeit
❑ Gereiztheit   ❑ Appetitlosigkeit   ❑
❑ Andere   ❑ Schwindel   ❑

Was hat geholfen?

_____
_____
_____
_____
_____
_____

Zusätzliche Notizen

_____
_____
_____
_____
_____
_____

Datum	_____

Tag   MO   DI   MI   DO   FR   SA   SO

Schmerzbeginn: _____
Schmerzende: _____
Dauer: _____

☀ Wetterbedingung: _____
🌡 Temperatur: _____

Welche Art von Kopfschmerz hast du verspürt?

Migräne   Sinus   Cluster   Spannungs-schmerz   Hinterkopf   CMD

Intensität der Kopfschmerzen: 0   1   2   3   4   5   6   7   8   9   10

Leichte Schmerzen   Starke Schmerzen

Auslöser

❑ Helles Licht   ❑ Lärm   ❑ Allergie   ❑ Unterzuckerung
❑ Hunger   ❑ Stress zuhause   ❑ Infekt   ❑ Medikamente
❑ Koffein   ❑ Stress Arbeit   ❑ Flüssigkeitsmangel   ❑ Menstruation
❑ Alkohol   ❑ Gerüche   ❑ Körperl. Belastung   ❑ Andere
❑ Schlafprobleme   ❑ Wetterwechsel   ❑ Nikotin   ❑
❑ Nahrung   ❑ Müdigkeit   ❑ Lesen   ❑

Begleitsymptome

❑ Erbrechen   ❑ Übelkeit   ❑ Müdigkeit
❑ Gereiztheit   ❑ Appetitlosigkeit   ❑
❑ Andere   ❑ Schwindel   ❑

Was hat geholfen?

_____
_____
_____
_____
_____
_____

Zusätzliche Notizen

_____
_____
_____
_____
_____
_____

Datum	_____

Tag MO   DI   MI   DO   FR   SA   SO

🕐 Schmerzbeginn: _____
🕐 Schmerzende: _____
🕐 Dauer: _____

☀ Wetterbedingung: _____
🌡 Temperatur: _____

Welche Art von Kopfschmerz hast du verspürt?

Migräne	Sinus	Cluster	Spannungs-schmerz	Hinterkopf	CMD

Intensität der Kopfschmerzen: 0 1 2 3 4 5 6 7 8 9 10

Leichte Schmerzen   Starke Schmerzen

Auslöser

❑ Helles Licht   ❑ Lärm   ❑ Allergie   ❑ Unterzuckerung
❑ Hunger   ❑ Stress zuhause ❑ Infekt   ❑ Medikamente
❑ Koffein   ❑ Stress Arbeit   ❑ Flüssigkeitsmangel ❑ Menstruation
❑ Alkohol   ❑ Gerüche   ❑ Körperl. Belastung ❑ Andere
❑ Schlafprobleme ❑ Wetterwechsel   ❑ Nikotin   ❑
❑ Nahrung   ❑ Müdigkeit   ❑ Lesen   ❑

Begleitsymptome

❑ Erbrechen   ❑ Übelkeit   ❑ Müdigkeit
❑ Gereiztheit ❑ Appetitlosigkeit ❑
❑ Andere   ❑ Schwindel   ❑

Was hat geholfen?

_____
_____
_____
_____
_____
_____

Zusätzliche Notizen

_____
_____
_____
_____
_____
_____

Datum	_____

Tag MO DI MI DO FR SA SO

🕐 Schmerzbeginn: _____
🕐 Schmerzende: _____
🕐 Dauer: _____

☀ Wetterbedingung: _____
🌡 Temperatur: _____

Welche Art von Kopfschmerz hast du verspürt?

Migräne	Sinus	Cluster	Spannungs-schmerz	Hinterkopf	CMD

Intensität der Kopfschmerzen: 0 1 2 3 4 5 6 7 8 9 10

                              Leichte Schmerzen   Starke Schmerzen

Auslöser

❏ Helles Licht	❏ Lärm	❏ Allergie	❏ Unterzuckerung
❏ Hunger	❏ Stress zuhause	❏ Infekt	❏ Medikamente
❏ Koffein	❏ Stress Arbeit	❏ Flüssigkeitsmangel	❏ Menstruation
❏ Alkohol	❏ Gerüche	❏ Körperl. Belastung	❏ Andere
❏ Schlafprobleme	❏ Wetterwechsel	❏ Nikotin	❏
❏ Nahrung	❏ Müdigkeit	❏ Lesen	❏

Begleitsymptome

❏ Erbrechen	❏ Übelkeit	❏ Müdigkeit
❏ Gereiztheit	❏ Appetitlosigkeit	❏
❏ Andere	❏ Schwindel	❏

Was hat geholfen?

_____
_____
_____
_____
_____
_____

Zusätzliche Notizen

_____
_____
_____
_____
_____
_____

Datum	_____

Tag MO DI MI DO FR SA SO

🕐 Schmerzbeginn: _____

🕐 Schmerzende: _____

🕐 Dauer: _____

☀ Wetterbedingung: _____

🌡 Temperatur: _____

Welche Art von Kopfschmerz hast du verspürt?

Migräne	Sinus	Cluster	Spannungs-schmerz	Hinterkopf	CMD

Intensität der Kopfschmerzen: 0 1 2 3 4 5 6 7 8 9 10

Leichte Schmerzen   Starke Schmerzen

Auslöser

❑ Helles Licht   ❑ Lärm   ❑ Allergie   ❑ Unterzuckerung

❑ Hunger   ❑ Stress zuhause   ❑ Infekt   ❑ Medikamente

❑ Koffein   ❑ Stress Arbeit   ❑ Flüssigkeitsmangel   ❑ Menstruation

❑ Alkohol   ❑ Gerüche   ❑ Körperl. Belastung   ❑ Andere

❑ Schlafprobleme   ❑ Wetterwechsel   ❑ Nikotin   ❑

❑ Nahrung   ❑ Müdigkeit   ❑ Lesen   ❑

Begleitsymptome

❑ Erbrechen   ❑ Übelkeit   ❑ Müdigkeit

❑ Gereiztheit   ❑ Appetitlosigkeit   ❑

❑ Andere   ❑ Schwindel   ❑

Was hat geholfen?

_____

_____

_____

_____

_____

_____

Zusätzliche Notizen

_____

_____

_____

_____

_____

_____

Datum	_____

Tag   MO   DI   MI   DO   FR   SA   SO

Schmerzbeginn: _____

Schmerzende: _____

Dauer: _____

☀ Wetterbedingung: _____

🌡 Temperatur: _____

Welche Art von Kopfschmerz hast du verspürt?

Migräne   Sinus   Cluster   Spannungs-   Hinterkopf   CMD
                                    schmerz

Intensität der Kopfschmerzen: 0   1   2   3   4   5   6   7   8   9   10

Leichte Schmerzen   Starke Schmerzen

Auslöser

❑ Helles Licht   ❑ Lärm   ❑ Allergie   ❑ Unterzuckerung
❑ Hunger   ❑ Stress zuhause   ❑ Infekt   ❑ Medikamente
❑ Koffein   ❑ Stress Arbeit   ❑ Flüssigkeitsmangel ❑ Menstruation
❑ Alkohol   ❑ Gerüche   ❑ Körperl. Belastung ❑ Andere
❑ Schlafprobleme   ❑ Wetterwechsel   ❑ Nikotin   ❑
❑ Nahrung   ❑ Müdigkeit   ❑ Lesen   ❑

Begleitsymptome

❑ Erbrechen   ❑ Übelkeit   ❑ Müdigkeit
❑ Gereiztheit   ❑ Appetitlosigkeit ❑
❑ Andere   ❑ Schwindel   ❑

Was hat geholfen?

_____
_____
_____
_____
_____
_____

Zusätzliche Notizen

_____
_____
_____
_____
_____
_____

Datum _____

Tag   MO   DI   MI   DO   FR   SA   SO

🕐 Schmerzbeginn: _____

🕐 Schmerzende: _____

🕐 Dauer: _____

☀ Wetterbedingung: _____

🌡 Temperatur: _____

Welche Art von Kopfschmerz hast du verspürt?

| Migräne | Sinus | Cluster | Spannungs-schmerz | Hinterkopf | CMD |

Intensität der Kopfschmerzen: 0 1 2 3 4 5 6 7 8 9 10

Leichte Schmerzen   Starke Schmerzen

Auslöser

❑ Helles Licht	❑ Lärm	❑ Allergie	❑ Unterzuckerung
❑ Hunger	❑ Stress zuhause	❑ Infekt	❑ Medikamente
❑ Koffein	❑ Stress Arbeit	❑ Flüssigkeitsmangel	❑ Menstruation
❑ Alkohol	❑ Gerüche	❑ Körperl. Belastung	❑ Andere
❑ Schlafprobleme	❑ Wetterwechsel	❑ Nikotin	❑
❑ Nahrung	❑ Müdigkeit	❑ Lesen	❑

Begleitsymptome

❑ Erbrechen	❑ Übelkeit	❑ Müdigkeit
❑ Gereiztheit	❑ Appetitlosigkeit	❑
❑ Andere	❑ Schwindel	❑

Was hat geholfen?

_____

_____

_____

_____

_____

_____

Zusätzliche Notizen

_____

_____

_____

_____

_____

_____

Datum	_____

Tag   MO   DI   MI   DO   FR   SA   SO

Schmerzbeginn: _____
Schmerzende: _____
Dauer: _____

☀ Wetterbedingung: _____
🌡 Temperatur: _____

Welche Art von Kopfschmerz hast du verspürt?

Migräne   Sinus   Cluster   Spannungs-   Hinterkopf   CMD
schmerz

Intensität der Kopfschmerzen: 0   1   2   3   4   5   6   7   8   9   10

Leichte Schmerzen   Starke Schmerzen

Auslöser

❏ Helles Licht   ❏ Lärm   ❏ Allergie   ❏ Unterzuckerung
❏ Hunger   ❏ Stress zuhause   ❏ Infekt   ❏ Medikamente
❏ Koffein   ❏ Stress Arbeit   ❏ Flüssigkeitsmangel   ❏ Menstruation
❏ Alkohol   ❏ Gerüche   ❏ Körperl. Belastung   ❏ Andere
❏ Schlafprobleme   ❏ Wetterwechsel   ❏ Nikotin   ❏
❏ Nahrung   ❏ Müdigkeit   ❏ Lesen   ❏

Begleitsymptome

❏ Erbrechen   ❏ Übelkeit   ❏ Müdigkeit
❏ Gereiztheit   ❏ Appetitlosigkeit   ❏
❏ Andere   ❏ Schwindel   ❏

Was hat geholfen?

_____
_____
_____
_____
_____
_____

Zusätzliche Notizen

_____
_____
_____
_____
_____
_____

Datum	_____

Tag   MO   DI   MI   DO   FR   SA   SO

🕐 Schmerzbeginn: _____

🕐 Schmerzende: _____

🕐 Dauer: _____

☀ Wetterbedingung: _____

🌡 Temperatur: _____

Welche Art von Kopfschmerz hast du verspürt?

Migräne   Sinus   Cluster   Spannungs-schmerz   Hinterkopf   CMD

Intensität der Kopfschmerzen: 0 1 2 3 4 5 6 7 8 9 10

Leichte Schmerzen   Starke Schmerzen

Auslöser

❏ Helles Licht	❏ Lärm	❏ Allergie	❏ Unterzuckerung
❏ Hunger	❏ Stress zuhause	❏ Infekt	❏ Medikamente
❏ Koffein	❏ Stress Arbeit	❏ Flüssigkeitsmangel	❏ Menstruation
❏ Alkohol	❏ Gerüche	❏ Körperl. Belastung	❏ Andere
❏ Schlafprobleme	❏ Wetterwechsel	❏ Nikotin	❏
❏ Nahrung	❏ Müdigkeit	❏ Lesen	❏

Begleitsymptome

❏ Erbrechen	❏ Übelkeit	❏ Müdigkeit
❏ Gereiztheit	❏ Appetitlosigkeit	❏
❏ Andere	❏ Schwindel	❏

Was hat geholfen?

_____
_____
_____
_____
_____
_____

Zusätzliche Notizen

_____
_____
_____
_____
_____
_____

Datum	_____

Tag   MO   DI   MI   DO   FR   SA   SO

🕐 Schmerzbeginn: _____   ☀ Wetterbedingung: _____

🕐 Schmerzende: _____   🌡 Temperatur: _____

🕐 Dauer: _____

Welche Art von Kopfschmerz hast du verspürt?

Migräne   Sinus   Cluster   Spannungs-   Hinterkopf   CMD
schmerz

Intensität der Kopfschmerzen: 0   1   2   3   4   5   6   7   8   9   10

Leichte Schmerzen   Starke Schmerzen

Auslöser

❑ Helles Licht   ❑ Lärm   ❑ Allergie   ❑ Unterzuckerung
❑ Hunger   ❑ Stress zuhause   ❑ Infekt   ❑ Medikamente
❑ Koffein   ❑ Stress Arbeit   ❑ Flüssigkeitsmangel   ❑ Menstruation
❑ Alkohol   ❑ Gerüche   ❑ Körperl. Belastung   ❑ Andere
❑ Schlafprobleme   ❑ Wetterwechsel   ❑ Nikotin   ❑
❑ Nahrung   ❑ Müdigkeit   ❑ Lesen   ❑

Begleitsymptome

❑ Erbrechen   ❑ Übelkeit   ❑ Müdigkeit
❑ Gereiztheit   ❑ Appetitlosigkeit ❑
❑ Andere   ❑ Schwindel   ❑

Was hat geholfen?   ## Zusätzliche Notizen

_____   _____
_____   _____
_____   _____
_____   _____
_____   _____
_____   _____

Datum _____

🕐 Schmerzbeginn: _____

🕐 Schmerzende: _____

🕐 Dauer: _____

☀ Wetterbedingung: _____

🌡 Temperatur: _____

Welche Art von Kopfschmerz hast du verspürt?

Migräne	Sinus	Cluster	Spannungs-schmerz	Hinterkopf	CMD

Intensität der Kopfschmerzen: 0   1   2   3   4   5   6   7   8   9   10

Leichte Schmerzen   Starke Schmerzen

Auslöser

❑ Helles Licht   ❑ Lärm   ❑ Allergie   ❑ Unterzuckerung

❑ Hunger   ❑ Stress zuhause   ❑ Infekt   ❑ Medikamente

❑ Koffein   ❑ Stress Arbeit   ❑ Flüssigkeitsmangel   ❑ Menstruation

❑ Alkohol   ❑ Gerüche   ❑ Körperl. Belastung   ❑ Andere

❑ Schlafprobleme ❑ Wetterwechsel   ❑ Nikotin   ❑

❑ Nahrung   ❑ Müdigkeit   ❑ Lesen   ❑

Begleitsymptome

❑ Erbrechen   ❑ Übelkeit   ❑ Müdigkeit

❑ Gereiztheit   ❑ Appetitlosigkeit   ❑

❑ Andere   ❑ Schwindel   ❑

Was hat geholfen?

_____

_____

_____

_____

_____

_____

Zusätzliche Notizen

_____

_____

_____

_____

_____

_____

Datum _____

Tag MO DI MI DO FR SA SO

Schmerzbeginn: _____
Schmerzende: _____
Dauer: _____

☀ Wetterbedingung: _____
🌡 Temperatur: _____

Welche Art von Kopfschmerz hast du verspürt?

Migräne   Sinus   Cluster   Spannungs-schmerz   Hinterkopf   CMD

Intensität der Kopfschmerzen: 0 1 2 3 4 5 6 7 8 9 10

Leichte Schmerzen   Starke Schmerzen

Auslöser

❑ Helles Licht   ❑ Lärm   ❑ Allergie   ❑ Unterzuckerung
❑ Hunger   ❑ Stress zuhause ❑ Infekt   ❑ Medikamente
❑ Koffein   ❑ Stress Arbeit   ❑ Flüssigkeitsmangel   ❑ Menstruation
❑ Alkohol   ❑ Gerüche   ❑ Körperl. Belastung   ❑ Andere
❑ Schlafprobleme ❑ Wetterwechsel   ❑ Nikotin   ❑
❑ Nahrung   ❑ Müdigkeit   ❑ Lesen   ❑

Begleitsymptome

❑ Erbrechen   ❑ Übelkeit   ❑ Müdigkeit
❑ Gereiztheit   ❑ Appetitlosigkeit ❑
❑ Andere   ❑ Schwindel   ❑

Was hat geholfen?

_____
_____
_____
_____
_____
_____

Zusätzliche Notizen

_____
_____
_____
_____
_____
_____

Datum	_____

Tag MO DI MI DO FR SA SO

Schmerzbeginn: _____
Schmerzende: _____
Dauer: _____

☀ Wetterbedingung: _____
🌡 Temperatur: _____

Welche Art von Kopfschmerz hast du verspürt?

Migräne	Sinus	Cluster	Spannungs-schmerz	Hinterkopf	CMD

Intensität der Kopfschmerzen: 0 1 2 3 4 5 6 7 8 9 10

Leichte Schmerzen   Starke Schmerzen

Auslöser

❑ Helles Licht   ❑ Lärm   ❑ Allergie   ❑ Unterzuckerung
❑ Hunger   ❑ Stress zuhause   ❑ Infekt   ❑ Medikamente
❑ Koffein   ❑ Stress Arbeit   ❑ Flüssigkeitsmangel   ❑ Menstruation
❑ Alkohol   ❑ Gerüche   ❑ Körperl. Belastung   ❑ Andere
❑ Schlafprobleme   ❑ Wetterwechsel   ❑ Nikotin   ❑
❑ Nahrung   ❑ Müdigkeit   ❑ Lesen   ❑

Begleitsymptome

❑ Erbrechen   ❑ Übelkeit   ❑ Müdigkeit
❑ Gereiztheit   ❑ Appetitlosigkeit   ❑
❑ Andere   ❑ Schwindel   ❑

Was hat geholfen?

_____
_____
_____
_____
_____

Zusätzliche Notizen

_____
_____
_____
_____
_____

Datum	_____

Tag MO DI MI DO FR SA SO

🕐 Schmerzbeginn: _____

🕐 Schmerzende: _____

🕐 Dauer: _____

☀ Wetterbedingung: _____

🌡 Temperatur: _____

Welche Art von Kopfschmerz hast du verspürt?

Migräne	Sinus	Cluster	Spannungs-schmerz	Hinterkopf	CMD

Intensität der Kopfschmerzen: 0 1 2 3 4 5 6 7 8 9 10

Leichte Schmerzen   Starke Schmerzen

Auslöser

❑ Helles Licht ❑ Lärm ❑ Allergie ❑ Unterzuckerung

❑ Hunger ❑ Stress zuhause ❑ Infekt ❑ Medikamente

❑ Koffein ❑ Stress Arbeit ❑ Flüssigkeitsmangel ❑ Menstruation

❑ Alkohol ❑ Gerüche ❑ Körperl. Belastung ❑ Andere

❑ Schlafprobleme ❑ Wetterwechsel ❑ Nikotin ❑

❑ Nahrung ❑ Müdigkeit ❑ Lesen ❑

Begleitsymptome

❑ Erbrechen ❑ Übelkeit ❑ Müdigkeit

❑ Gereiztheit ❑ Appetitlosigkeit ❑

❑ Andere ❑ Schwindel ❑

Was hat geholfen?

_____
_____
_____
_____
_____
_____

Zusätzliche Notizen

_____
_____
_____
_____
_____
_____

Datum	_____

Tag   MO   DI   MI   DO   FR   SA   SO

🕐 Schmerzbeginn: _____

🕐 Schmerzende: _____

🕐 Dauer: _____

☀ Wetterbedingung: _____

🌡 Temperatur: _____

Welche Art von Kopfschmerz hast du verspürt?

Migräne	Sinus	Cluster	Spannungs-schmerz	Hinterkopf	CMD

Intensität der Kopfschmerzen: 0   1   2   3   4   5   6   7   8   9   10

        Leichte Schmerzen   Starke Schmerzen

Auslöser

❏ Helles Licht	❏ Lärm	❏ Allergie	❏ Unterzuckerung
❏ Hunger	❏ Stress zuhause	❏ Infekt	❏ Medikamente
❏ Koffein	❏ Stress Arbeit	❏ Flüssigkeitsmangel	❏ Menstruation
❏ Alkohol	❏ Gerüche	❏ Körperl. Belastung	❏ Andere
❏ Schlafprobleme	❏ Wetterwechsel	❏ Nikotin	❏
❏ Nahrung	❏ Müdigkeit	❏ Lesen	❏

Begleitsymptome

❏ Erbrechen	❏ Übelkeit	❏ Müdigkeit
❏ Gereiztheit	❏ Appetitlosigkeit	❏
❏ Andere	❏ Schwindel	❏

Was hat geholfen?

_____
_____
_____
_____
_____

Zusätzliche Notizen

_____
_____
_____
_____
_____

Datum	_____

Tag　MO　DI　MI　DO　FR　SA　SO

🕐 Schmerzbeginn: _____

🕐 Schmerzende: _____

🕐 Dauer: _____

☀ Wetterbedingung: _____

🌡 Temperatur: _____

Welche Art von Kopfschmerz hast du verspürt?

Migräne　　Sinus　　Cluster　　Spannungs-schmerz　　Hinterkopf　　CMD

Intensität der Kopfschmerzen:　0　1　2　3　4　5　6　7　8　9　10

Leichte Schmerzen　　　　　Starke Schmerzen

Auslöser

❑ Helles Licht　❑ Lärm　❑ Allergie　❑ Unterzuckerung

❑ Hunger　❑ Stress zuhause　❑ Infekt　❑ Medikamente

❑ Koffein　❑ Stress Arbeit　❑ Flüssigkeitsmangel　❑ Menstruation

❑ Alkohol　❑ Gerüche　❑ Körperl. Belastung　❑ Andere

❑ Schlafprobleme　❑ Wetterwechsel　❑ Nikotin　❑

❑ Nahrung　❑ Müdigkeit　❑ Lesen　❑

Begleitsymptome

❑ Erbrechen　❑ Übelkeit　❑ Müdigkeit

❑ Gereiztheit　❑ Appetitlosigkeit　❑

❑ Andere　❑ Schwindel　❑

Was hat geholfen?

_____

_____

_____

_____

_____

Zusätzliche Notizen

_____

_____

_____

_____

_____

Datum	_____

Tag MO DI MI DO FR SA SO

🕐 Schmerzbeginn: _____
🕐 Schmerzende: _____
🕐 Dauer: _____

☀ Wetterbedingung: _____
🌡 Temperatur: _____

Welche Art von Kopfschmerz hast du verspürt?

Migräne   Sinus   Cluster   Spannungs-schmerz   Hinterkopf   CMD

Intensität der Kopfschmerzen: 0 1 2 3 4 5 6 7 8 9 10

Leichte Schmerzen   Starke Schmerzen

Auslöser

❑ Helles Licht
❑ Hunger
❑ Koffein
❑ Alkohol
❑ Schlafprobleme
❑ Nahrung

❑ Lärm
❑ Stress zuhause
❑ Stress Arbeit
❑ Gerüche
❑ Wetterwechsel
❑ Müdigkeit

❑ Allergie
❑ Infekt
❑ Flüssigkeitsmangel
❑ Körperl. Belastung
❑ Nikotin
❑ Lesen

❑ Unterzuckerung
❑ Medikamente
❑ Menstruation
❑ Andere
❑
❑

Begleitsymptome

❑ Erbrechen
❑ Gereiztheit
❑ Andere

❑ Übelkeit
❑ Appetitlosigkeit
❑ Schwindel

❑ Müdigkeit
❑
❑

Was hat geholfen?

_____
_____
_____
_____
_____
_____

Zusätzliche Notizen

_____
_____
_____
_____
_____
_____

Datum	_____

Tag MO DI MI DO FR SA SO

🕐 Schmerzbeginn: _____   ☀ Wetterbedingung: _____
🕐 Schmerzende: _____   🌡 Temperatur: _____
🕐 Dauer: _____

Welche Art von Kopfschmerz hast du verspürt?

Migräne   Sinus   Cluster   Spannungs-   Hinterkopf   CMD
                               schmerz

Intensität der Kopfschmerzen: 0 1 2 3 4 5 6 7 8 9 10

Leichte Schmerzen   Starke Schmerzen

Auslöser

❑ Helles Licht   ❑ Lärm   ❑ Allergie   ❑ Unterzuckerung
❑ Hunger   ❑ Stress zuhause ❑ Infekt   ❑ Medikamente
❑ Koffein   ❑ Stress Arbeit   ❑ Flüssigkeitsmangel ❑ Menstruation
❑ Alkohol   ❑ Gerüche   ❑ Körperl. Belastung ❑ Andere
❑ Schlafprobleme ❑ Wetterwechsel   ❑ Nikotin   ❑
❑ Nahrung   ❑ Müdigkeit   ❑ Lesen   ❑

Begleitsymptome

❑ Erbrechen   ❑ Übelkeit   ❑ Müdigkeit
❑ Gereiztheit   ❑ Appetitlosigkeit ❑
❑ Andere   ❑ Schwindel   ❑

Was hat geholfen?   ## Zusätzliche Notizen

_____   _____
_____   _____
_____   _____
_____   _____
_____   _____
_____   _____

Datum	_____

Tag MO DI MI DO FR SA SO

🕐 Schmerzbeginn: _____
🕐 Schmerzende: _____
🕐 Dauer: _____

☀ Wetterbedingung: _____
🌡 Temperatur: _____

Welche Art von Kopfschmerz hast du verspürt?

Migräne   Sinus   Cluster   Spannungs-schmerz   Hinterkopf   CMD

Intensität der Kopfschmerzen: 0 1 2 3 4 5 6 7 8 9 10

Leichte Schmerzen   Starke Schmerzen

Auslöser

❑ Helles Licht   ❑ Lärm   ❑ Allergie   ❑ Unterzuckerung
❑ Hunger   ❑ Stress zuhause ❑ Infekt   ❑ Medikamente
❑ Koffein   ❑ Stress Arbeit   ❑ Flüssigkeitsmangel ❑ Menstruation
❑ Alkohol   ❑ Gerüche   ❑ Körperl. Belastung ❑ Andere
❑ Schlafprobleme ❑ Wetterwechsel   ❑ Nikotin   ❑
❑ Nahrung   ❑ Müdigkeit   ❑ Lesen   ❑

Begleitsymptome

❑ Erbrechen   ❑ Übelkeit   ❑ Müdigkeit
❑ Gereiztheit   ❑ Appetitlosigkeit ❑
❑ Andere   ❑ Schwindel   ❑

Was hat geholfen?

_____
_____
_____
_____
_____
_____

Zusätzliche Notizen

_____
_____
_____
_____
_____
_____

Datum	_____

Tag MO DI MI DO FR SA SO

Schmerzbeginn: _____
Schmerzende: _____
Dauer: _____

☀ Wetterbedingung: _____
🌡 Temperatur: _____

Welche Art von Kopfschmerz hast du verspürt?

Migräne   Sinus   Cluster   Spannungs-schmerz   Hinterkopf   CMD

Intensität der Kopfschmerzen: 0 1 2 3 4 5 6 7 8 9 10

Leichte Schmerzen   Starke Schmerzen

Auslöser

❑ Helles Licht   ❑ Lärm   ❑ Allergie   ❑ Unterzuckerung
❑ Hunger   ❑ Stress zuhause   ❑ Infekt   ❑ Medikamente
❑ Koffein   ❑ Stress Arbeit   ❑ Flüssigkeitsmangel   ❑ Menstruation
❑ Alkohol   ❑ Gerüche   ❑ Körperl. Belastung   ❑ Andere
❑ Schlafprobleme   ❑ Wetterwechsel   ❑ Nikotin   ❑
❑ Nahrung   ❑ Müdigkeit   ❑ Lesen   ❑

Begleitsymptome

❑ Erbrechen   ❑ Übelkeit   ❑ Müdigkeit
❑ Gereiztheit   ❑ Appetitlosigkeit   ❑
❑ Andere   ❑ Schwindel   ❑

Was hat geholfen?

_____
_____
_____
_____
_____
_____

Zusätzliche Notizen

_____
_____
_____
_____
_____
_____

Datum	_____

Tag   MO   DI   MI   DO   FR   SA   SO

🕐 Schmerzbeginn: _____

🕐 Schmerzende: _____

🕐 Dauer: _____

☀ Wetterbedingung: _____

🌡 Temperatur: _____

Welche Art von Kopfschmerz hast du verspürt?

Migräne	Sinus	Cluster	Spannungs-schmerz	Hinterkopf	CMD

Intensität der Kopfschmerzen: 0   1   2   3   4   5   6   7   8   9   10

Leichte Schmerzen   Starke Schmerzen

Auslöser

❑ Helles Licht   ❑ Lärm   ❑ Allergie   ❑ Unterzuckerung

❑ Hunger   ❑ Stress zuhause   ❑ Infekt   ❑ Medikamente

❑ Koffein   ❑ Stress Arbeit   ❑ Flüssigkeitsmangel   ❑ Menstruation

❑ Alkohol   ❑ Gerüche   ❑ Körperl. Belastung   ❑ Andere

❑ Schlafprobleme ❑ Wetterwechsel   ❑ Nikotin   ❑

❑ Nahrung   ❑ Müdigkeit   ❑ Lesen   ❑

Begleitsymptome

❑ Erbrechen   ❑ Übelkeit   ❑ Müdigkeit

❑ Gereiztheit   ❑ Appetitlosigkeit   ❑

❑ Andere   ❑ Schwindel   ❑

Was hat geholfen?

_____

_____

_____

_____

_____

_____

Zusätzliche Notizen

_____

_____

_____

_____

_____

_____

Datum	_____

Tag   MO   DI   MI   DO   FR   SA   SO

Schmerzbeginn: _____
Schmerzende: _____
Dauer: _____

Wetterbedingung: _____
Temperatur: _____

Welche Art von Kopfschmerz hast du verspürt?

Migräne   Sinus   Cluster   Spannungs-schmerz   Hinterkopf   CMD

Intensität der Kopfschmerzen: 0   1   2   3   4   5   6   7   8   9   10

Leichte Schmerzen   Starke Schmerzen

Auslöser

❑ Helles Licht   ❑ Lärm   ❑ Allergie   ❑ Unterzuckerung
❑ Hunger   ❑ Stress zuhause   ❑ Infekt   ❑ Medikamente
❑ Koffein   ❑ Stress Arbeit   ❑ Flüssigkeitsmangel   ❑ Menstruation
❑ Alkohol   ❑ Gerüche   ❑ Körperl. Belastung   ❑ Andere
❑ Schlafprobleme ❑ Wetterwechsel   ❑ Nikotin   ❑
❑ Nahrung   ❑ Müdigkeit   ❑ Lesen   ❑

Begleitsymptome

❑ Erbrechen   ❑ Übelkeit   ❑ Müdigkeit
❑ Gereiztheit   ❑ Appetitlosigkeit   ❑
❑ Andere   ❑ Schwindel   ❑

Was hat geholfen?

_____
_____
_____
_____
_____
_____

Zusätzliche Notizen

_____
_____
_____
_____
_____
_____

Datum	_____

Tag MO DI MI DO FR SA SO

🕐 Schmerzbeginn: _____

🕐 Schmerzende: _____

🕐 Dauer: _____

☀ Wetterbedingung: _____

🌡 Temperatur: _____

Welche Art von Kopfschmerz hast du verspürt?

Migräne	Sinus	Cluster	Spannungs-schmerz	Hinterkopf	CMD

Intensität der Kopfschmerzen: 0 1 2 3 4 5 6 7 8 9 10

Leichte Schmerzen   Starke Schmerzen

Auslöser

❑ Helles Licht   ❑ Lärm   ❑ Allergie   ❑ Unterzuckerung

❑ Hunger   ❑ Stress zuhause ❑ Infekt   ❑ Medikamente

❑ Koffein   ❑ Stress Arbeit   ❑ Flüssigkeitsmangel   ❑ Menstruation

❑ Alkohol   ❑ Gerüche   ❑ Körperl. Belastung   ❑ Andere

❑ Schlafprobleme   ❑ Wetterwechsel   ❑ Nikotin   ❑

❑ Nahrung   ❑ Müdigkeit   ❑ Lesen   ❑

Begleitsymptome

❑ Erbrechen   ❑ Übelkeit   ❑ Müdigkeit

❑ Gereiztheit   ❑ Appetitlosigkeit ❑

❑ Andere   ❑ Schwindel   ❑

Was hat geholfen?

_____

_____

_____

_____

_____

_____

Zusätzliche Notizen

_____

_____

_____

_____

_____

_____

Datum

Tag   MO   DI   MI   DO   FR   SA   SO

🕐 Schmerzbeginn: _____

🕐 Schmerzende: _____

🕐 Dauer: _____

☀ Wetterbedingung: _____

🌡 Temperatur: _____

Welche Art von Kopfschmerz hast du verspürt?

Migräne   Sinus   Cluster   Spannungs-schmerz   Hinterkopf   CMD

Intensität der Kopfschmerzen: 0   1   2   3   4   5   6   7   8   9   10

Leichte Schmerzen   Starke Schmerzen

Auslöser

❏ Helles Licht   ❏ Lärm   ❏ Allergie   ❏ Unterzuckerung

❏ Hunger   ❏ Stress zuhause   ❏ Infekt   ❏ Medikamente

❏ Koffein   ❏ Stress Arbeit   ❏ Flüssigkeitsmangel   ❏ Menstruation

❏ Alkohol   ❏ Gerüche   ❏ Körperl. Belastung   ❏ Andere

❏ Schlafprobleme   ❏ Wetterwechsel   ❏ Nikotin   ❏

❏ Nahrung   ❏ Müdigkeit   ❏ Lesen   ❏

Begleitsymptome

❏ Erbrechen   ❏ Übelkeit   ❏ Müdigkeit

❏ Gereiztheit   ❏ Appetitlosigkeit   ❏

❏ Andere   ❏ Schwindel   ❏

Was hat geholfen?

_____
_____
_____
_____
_____
_____

Zusätzliche Notizen

_____
_____
_____
_____
_____
_____

Datum _____

Tag MO DI MI DO FR SA SO

🕐 Schmerzbeginn: _____
🕐 Schmerzende: _____
🕐 Dauer: _____

☀ Wetterbedingung: _____
🌡 Temperatur: _____

Welche Art von Kopfschmerz hast du verspürt?

Migräne   Sinus   Cluster   Spannungs-   Hinterkopf   CMD
schmerz

Intensität der Kopfschmerzen: 0 1 2 3 4 5 6 7 8 9 10

Leichte Schmerzen   Starke Schmerzen

Auslöser

☐ Helles Licht   ☐ Lärm   ☐ Allergie   ☐ Unterzuckerung
☐ Hunger   ☐ Stress zuhause   ☐ Infekt   ☐ Medikamente
☐ Koffein   ☐ Stress Arbeit   ☐ Flüssigkeitsmangel ☐ Menstruation
☐ Alkohol   ☐ Gerüche   ☐ Körperl. Belastung ☐ Andere
☐ Schlafprobleme ☐ Wetterwechsel   ☐ Nikotin   ☐
☐ Nahrung   ☐ Müdigkeit   ☐ Lesen   ☐

Begleitsymptome

☐ Erbrechen   ☐ Übelkeit   ☐ Müdigkeit
☐ Gereiztheit   ☐ Appetitlosigkeit ☐
☐ Andere   ☐ Schwindel   ☐

Was hat geholfen?

_____
_____
_____
_____
_____
_____

Zusätzliche Notizen

_____
_____
_____
_____
_____
_____

Datum	_____

Tag   MO   DI   MI   DO   FR   SA   SO

🕐 Schmerzbeginn: _____
🕐 Schmerzende: _____
🕐 Dauer: _____

☀ Wetterbedingung: _____
🌡 Temperatur: _____

Welche Art von Kopfschmerz hast du verspürt?

Migräne   Sinus   Cluster   Spannungs-schmerz   Hinterkopf   CMD

Intensität der Kopfschmerzen: 0   1   2   3   4   5   6   7   8   9   10

Leichte Schmerzen   Starke Schmerzen

Auslöser

❑ Helles Licht   ❑ Lärm   ❑ Allergie   ❑ Unterzuckerung
❑ Hunger   ❑ Stress zuhause ❑ Infekt   ❑ Medikamente
❑ Koffein   ❑ Stress Arbeit   ❑ Flüssigkeitsmangel ❑ Menstruation
❑ Alkohol   ❑ Gerüche   ❑ Körperl. Belastung ❑ Andere
❑ Schlafprobleme   ❑ Wetterwechsel   ❑ Nikotin   ❑
❑ Nahrung   ❑ Müdigkeit   ❑ Lesen   ❑

Begleitsymptome

❑ Erbrechen   ❑ Übelkeit   ❑ Müdigkeit
❑ Gereiztheit   ❑ Appetitlosigkeit ❑
❑ Andere   ❑ Schwindel   ❑

Was hat geholfen?

_____
_____
_____
_____
_____
_____

Zusätzliche Notizen

_____
_____
_____
_____
_____
_____

Datum _____

🕐 Schmerzbeginn: _____   ☀ Wetterbedingung: _____

🕐 Schmerzende: _____   🌡 Temperatur: _____

🕐 Dauer: _____

Welche Art von Kopfschmerz hast du verspürt?

Migräne	Sinus	Cluster	Spannungs-schmerz	Hinterkopf	CMD

Intensität der Kopfschmerzen: 0   1   2   3   4   5   6   7   8   9   10

                                                         Leichte Schmerzen   Starke Schmerzen

Auslöser

❏ Helles Licht	❏ Lärm	❏ Allergie	❏ Unterzuckerung
❏ Hunger	❏ Stress zuhause	❏ Infekt	❏ Medikamente
❏ Koffein	❏ Stress Arbeit	❏ Flüssigkeitsmangel	❏ Menstruation
❏ Alkohol	❏ Gerüche	❏ Körperl. Belastung	❏ Andere
❏ Schlafprobleme	❏ Wetterwechsel	❏ Nikotin	❏
❏ Nahrung	❏ Müdigkeit	❏ Lesen	❏

Begleitsymptome

❏ Erbrechen	❏ Übelkeit	❏ Müdigkeit
❏ Gereiztheit	❏ Appetitlosigkeit	❏
❏ Andere	❏ Schwindel	❏

Was hat geholfen?   ## Zusätzliche Notizen

_____   _____

_____   _____

_____   _____

_____   _____

_____   _____

_____   _____

Datum	_____

Tag   MO   DI   MI   DO   FR   SA   SO

Schmerzbeginn: _____   ☀ Wetterbedingung: _____
Schmerzende: _____   🌡 Temperatur: _____
Dauer: _____

Welche Art von Kopfschmerz hast du verspürt?

Migräne   Sinus   Cluster   Spannungs-   Hinterkopf   CMD
                                schmerz

Intensität der Kopfschmerzen: 0 1 2 3 4 5 6 7 8 9 10

Leichte Schmerzen   Starke Schmerzen

Auslöser

❑ Helles Licht   ❑ Lärm   ❑ Allergie   ❑ Unterzuckerung
❑ Hunger   ❑ Stress zuhause ❑ Infekt   ❑ Medikamente
❑ Koffein   ❑ Stress Arbeit   ❑ Flüssigkeitsmangel ❑ Menstruation
❑ Alkohol   ❑ Gerüche   ❑ Körperl. Belastung ❑ Andere
❑ Schlafprobleme ❑ Wetterwechsel   ❑ Nikotin   ❑
❑ Nahrung   ❑ Müdigkeit   ❑ Lesen   ❑

Begleitsymptome

❑ Erbrechen   ❑ Übelkeit   ❑ Müdigkeit
❑ Gereiztheit ❑ Appetitlosigkeit ❑
❑ Andere   ❑ Schwindel   ❑

Was hat geholfen?

_____
_____
_____
_____
_____
_____

Zusätzliche Notizen

_____
_____
_____
_____
_____
_____

Datum	_____

Tag MO DI MI DO FR SA SO

Schmerzbeginn: _____

Schmerzende: _____

Dauer: _____

☀ Wetterbedingung: _____

🌡 Temperatur: _____

Welche Art von Kopfschmerz hast du verspürt?

Migräne	Sinus	Cluster	Spannungs-schmerz	Hinterkopf	CMD

Intensität der Kopfschmerzen: 0 1 2 3 4 5 6 7 8 9 10

Leichte Schmerzen   Starke Schmerzen

Auslöser

❑ Helles Licht ❑ Lärm ❑ Allergie ❑ Unterzuckerung
❑ Hunger ❑ Stress zuhause ❑ Infekt ❑ Medikamente
❑ Koffein ❑ Stress Arbeit ❑ Flüssigkeitsmangel ❑ Menstruation
❑ Alkohol ❑ Gerüche ❑ Körperl. Belastung ❑ Andere
❑ Schlafprobleme ❑ Wetterwechsel ❑ Nikotin ❑
❑ Nahrung ❑ Müdigkeit ❑ Lesen ❑

Begleitsymptome

❑ Erbrechen ❑ Übelkeit ❑ Müdigkeit
❑ Gereiztheit ❑ Appetitlosigkeit ❑
❑ Andere ❑ Schwindel ❑

Was hat geholfen?

_____
_____
_____
_____
_____
_____

Zusätzliche Notizen

_____
_____
_____
_____
_____
_____

Datum	_____

Tag MO DI MI DO FR SA SO

Schmerzbeginn: _____
Schmerzende: _____
Dauer: _____

☀ Wetterbedingung: _____
🌡 Temperatur: _____

Welche Art von Kopfschmerz hast du verspürt?

Migräne Sinus Cluster Spannungs-schmerz Hinterkopf CMD

Intensität der Kopfschmerzen: 0 1 2 3 4 5 6 7 8 9 10

Leichte Schmerzen Starke Schmerzen

Auslöser

❏ Helles Licht ❏ Lärm ❏ Allergie ❏ Unterzuckerung
❏ Hunger ❏ Stress zuhause ❏ Infekt ❏ Medikamente
❏ Koffein ❏ Stress Arbeit ❏ Flüssigkeitsmangel ❏ Menstruation
❏ Alkohol ❏ Gerüche ❏ Körperl. Belastung ❏ Andere
❏ Schlafprobleme ❏ Wetterwechsel ❏ Nikotin ❏
❏ Nahrung ❏ Müdigkeit ❏ Lesen ❏

Begleitsymptome

❏ Erbrechen ❏ Übelkeit ❏ Müdigkeit
❏ Gereiztheit ❏ Appetitlosigkeit ❏
❏ Andere ❏ Schwindel ❏

Was hat geholfen?

_____
_____
_____
_____
_____
_____

Zusätzliche Notizen

_____
_____
_____
_____
_____
_____

Datum	_____

Tag MO DI MI DO FR SA SO

🕐 Schmerzbeginn: _____
🕐 Schmerzende: _____
🕐 Dauer: _____

☀ Wetterbedingung: _____
🌡 Temperatur: _____

Welche Art von Kopfschmerz hast du verspürt?

| Migräne | Sinus | Cluster | Spannungs-schmerz | Hinterkopf | CMD |

Intensität der Kopfschmerzen: 0 1 2 3 4 5 6 7 8 9 10

Leichte Schmerzen   Starke Schmerzen

Auslöser

❑ Helles Licht   ❑ Lärm   ❑ Allergie   ❑ Unterzuckerung
❑ Hunger   ❑ Stress zuhause   ❑ Infekt   ❑ Medikamente
❑ Koffein   ❑ Stress Arbeit   ❑ Flüssigkeitsmangel   ❑ Menstruation
❑ Alkohol   ❑ Gerüche   ❑ Körperl. Belastung   ❑ Andere
❑ Schlafprobleme   ❑ Wetterwechsel   ❑ Nikotin   ❑
❑ Nahrung   ❑ Müdigkeit   ❑ Lesen   ❑

Begleitsymptome

❑ Erbrechen   ❑ Übelkeit   ❑ Müdigkeit
❑ Gereiztheit   ❑ Appetitlosigkeit   ❑
❑ Andere   ❑ Schwindel   ❑

Was hat geholfen?

_____
_____
_____
_____
_____
_____

Zusätzliche Notizen

_____
_____
_____
_____
_____
_____

Datum	_____

Tag   MO   DI   MI   DO   FR   SA   SO

🕐 Schmerzbeginn: _____   ☀ Wetterbedingung: _____
🕐 Schmerzende: _____   🌡 Temperatur: _____
🕐 Dauer: _____

Welche Art von Kopfschmerz hast du verspürt?

Migräne   Sinus   Cluster   Spannungs-   Hinterkopf   CMD
                              schmerz

Intensität der Kopfschmerzen: 0 1 2 3 4 5 6 7 8 9 10

Leichte Schmerzen   Starke Schmerzen

Auslöser

☐ Helles Licht   ☐ Lärm   ☐ Allergie   ☐ Unterzuckerung
☐ Hunger   ☐ Stress zuhause   ☐ Infekt   ☐ Medikamente
☐ Koffein   ☐ Stress Arbeit   ☐ Flüssigkeitsmangel   ☐ Menstruation
☐ Alkohol   ☐ Gerüche   ☐ Körperl. Belastung   ☐ Andere
☐ Schlafprobleme ☐ Wetterwechsel   ☐ Nikotin   ☐
☐ Nahrung   ☐ Müdigkeit   ☐ Lesen   ☐

Begleitsymptome

☐ Erbrechen   ☐ Übelkeit   ☐ Müdigkeit
☐ Gereiztheit   ☐ Appetitlosigkeit ☐
☐ Andere   ☐ Schwindel   ☐

Was hat geholfen?   ## Zusätzliche Notizen

_____   _____
_____   _____
_____   _____
_____   _____
_____   _____
_____   _____

Datum	_____

Tag   MO   DI   MI   DO   FR   SA   SO

🕐 Schmerzbeginn: _____

🕐 Schmerzende: _____

🕐 Dauer: _____

☀ Wetterbedingung: _____

🌡 Temperatur: _____

Welche Art von Kopfschmerz hast du verspürt?

Migräne   Sinus   Cluster   Spannungs-schmerz   Hinterkopf   CMD

Intensität der Kopfschmerzen: 0   1   2   3   4   5   6   7   8   9   10

Leichte Schmerzen   Starke Schmerzen

Auslöser

❏ Helles Licht   ❏ Lärm   ❏ Allergie   ❏ Unterzuckerung

❏ Hunger   ❏ Stress zuhause   ❏ Infekt   ❏ Medikamente

❏ Koffein   ❏ Stress Arbeit   ❏ Flüssigkeitsmangel   ❏ Menstruation

❏ Alkohol   ❏ Gerüche   ❏ Körperl. Belastung   ❏ Andere

❏ Schlafprobleme   ❏ Wetterwechsel   ❏ Nikotin   ❏

❏ Nahrung   ❏ Müdigkeit   ❏ Lesen   ❏

Begleitsymptome

❏ Erbrechen   ❏ Übelkeit   ❏ Müdigkeit

❏ Gereiztheit   ❏ Appetitlosigkeit ❏

❏ Andere   ❏ Schwindel   ❏

Was hat geholfen?   ## Zusätzliche Notizen

_____   _____

_____   _____

_____   _____

_____   _____

_____   _____

_____   _____

Datum	_____

Tag   MO   DI   MI   DO   FR   SA   SO

🕑 Schmerzbeginn: _____   ☀ Wetterbedingung: _____
🕑 Schmerzende: _____   🌡 Temperatur: _____
🕑 Dauer: _____

Welche Art von Kopfschmerz hast du verspürt?

Migräne   Sinus   Cluster   Spannungs-   Hinterkopf   CMD
schmerz

Intensität der Kopfschmerzen: 0   1   2   3   4   5   6   7   8   9   10

Leichte Schmerzen   Starke Schmerzen

Auslöser

❑ Helles Licht   ❑ Lärm   ❑ Allergie   ❑ Unterzuckerung
❑ Hunger   ❑ Stress zuhause   ❑ Infekt   ❑ Medikamente
❑ Koffein   ❑ Stress Arbeit   ❑ Flüssigkeitsmangel   ❑ Menstruation
❑ Alkohol   ❑ Gerüche   ❑ Körperl. Belastung   ❑ Andere
❑ Schlafprobleme   ❑ Wetterwechsel   ❑ Nikotin   ❑
❑ Nahrung   ❑ Müdigkeit   ❑ Lesen   ❑

Begleitsymptome

❑ Erbrechen   ❑ Übelkeit   ❑ Müdigkeit
❑ Gereiztheit   ❑ Appetitlosigkeit   ❑
❑ Andere   ❑ Schwindel   ❑

Was hat geholfen?   ## Zusätzliche Notizen

_____   _____
_____   _____
_____   _____
_____   _____
_____   _____
_____   _____

Datum _____

Tag MO DI MI DO FR SA SO

🕐 Schmerzbeginn: _____

🕐 Schmerzende: _____

🕐 Dauer: _____

☀ Wetterbedingung: _____

🌡 Temperatur: _____

Welche Art von Kopfschmerz hast du verspürt?

Migräne	Sinus	Cluster	Spannungs-schmerz	Hinterkopf	CMD

Intensität der Kopfschmerzen: 0 1 2 3 4 5 6 7 8 9 10

Leichte Schmerzen   Starke Schmerzen

Auslöser

❑ Helles Licht ❑ Lärm ❑ Allergie ❑ Unterzuckerung
❑ Hunger ❑ Stress zuhause ❑ Infekt ❑ Medikamente
❑ Koffein ❑ Stress Arbeit ❑ Flüssigkeitsmangel ❑ Menstruation
❑ Alkohol ❑ Gerüche ❑ Körperl. Belastung ❑ Andere
❑ Schlafprobleme ❑ Wetterwechsel ❑ Nikotin ❑
❑ Nahrung ❑ Müdigkeit ❑ Lesen ❑

Begleitsymptome

❑ Erbrechen ❑ Übelkeit ❑ Müdigkeit
❑ Gereiztheit ❑ Appetitlosigkeit ❑
❑ Andere ❑ Schwindel ❑

Was hat geholfen?

_____
_____
_____
_____
_____

Zusätzliche Notizen

_____
_____
_____
_____
_____

Datum	_____

Tag   MO   DI   MI   DO   FR   SA   SO

🕐 Schmerzbeginn: _____

🕐 Schmerzende: _____

🕐 Dauer: _____

☀ Wetterbedingung: _____

🌡 Temperatur: _____

Welche Art von Kopfschmerz hast du verspürt?

Migräne	Sinus	Cluster	Spannungs-schmerz	Hinterkopf	CMD

Intensität der Kopfschmerzen: 0 1 2 3 4 5 6 7 8 9 10

                                 Leichte Schmerzen   Starke Schmerzen

Auslöser

❑ Helles Licht	❑ Lärm	❑ Allergie	❑ Unterzuckerung
❑ Hunger	❑ Stress zuhause	❑ Infekt	❑ Medikamente
❑ Koffein	❑ Stress Arbeit	❑ Flüssigkeitsmangel	❑ Menstruation
❑ Alkohol	❑ Gerüche	❑ Körperl. Belastung	❑ Andere
❑ Schlafprobleme	❑ Wetterwechsel	❑ Nikotin	❑
❑ Nahrung	❑ Müdigkeit	❑ Lesen	❑

Begleitsymptome

❑ Erbrechen	❑ Übelkeit	❑ Müdigkeit
❑ Gereiztheit	❑ Appetitlosigkeit	❑
❑ Andere	❑ Schwindel	❑

Was hat geholfen?

_____
_____
_____
_____
_____
_____

Zusätzliche Notizen

_____
_____
_____
_____
_____
_____

Datum	_____

Tag MO DI MI DO FR SA SO

🕐 Schmerzbeginn: _____

🕐 Schmerzende: _____

🕐 Dauer: _____

☀ Wetterbedingung: _____

🌡 Temperatur: _____

Welche Art von Kopfschmerz hast du verspürt?

| Migräne | Sinus | Cluster | Spannungs-schmerz | Hinterkopf | CMD |

Intensität der Kopfschmerzen: 0 1 2 3 4 5 6 7 8 9 10

Leichte Schmerzen   Starke Schmerzen

Auslöser

❑ Helles Licht   ❑ Lärm   ❑ Allergie   ❑ Unterzuckerung

❑ Hunger   ❑ Stress zuhause   ❑ Infekt   ❑ Medikamente

❑ Koffein   ❑ Stress Arbeit   ❑ Flüssigkeitsmangel   ❑ Menstruation

❑ Alkohol   ❑ Gerüche   ❑ Körperl. Belastung   ❑ Andere

❑ Schlafprobleme   ❑ Wetterwechsel   ❑ Nikotin   ❑

❑ Nahrung   ❑ Müdigkeit   ❑ Lesen   ❑

Begleitsymptome

❑ Erbrechen   ❑ Übelkeit   ❑ Müdigkeit

❑ Gereiztheit   ❑ Appetitlosigkeit ❑

❑ Andere   ❑ Schwindel   ❑

Was hat geholfen?

_____

_____

_____

_____

_____

_____

Zusätzliche Notizen

_____

_____

_____

_____

_____

_____

Datum	_____

Tag MO DI MI DO FR SA SO

🕐 Schmerzbeginn: _____
🕐 Schmerzende: _____
🕐 Dauer: _____

☀ Wetterbedingung: _____
🌡 Temperatur: _____

Welche Art von Kopfschmerz hast du verspürt?

Migräne   Sinus   Cluster   Spannungs-schmerz   Hinterkopf   CMD

Intensität der Kopfschmerzen: 0 1 2 3 4 5 6 7 8 9 10

Leichte Schmerzen   Starke Schmerzen

Auslöser

❑ Helles Licht   ❑ Lärm   ❑ Allergie   ❑ Unterzuckerung
❑ Hunger   ❑ Stress zuhause   ❑ Infekt   ❑ Medikamente
❑ Koffein   ❑ Stress Arbeit   ❑ Flüssigkeitsmangel   ❑ Menstruation
❑ Alkohol   ❑ Gerüche   ❑ Körperl. Belastung   ❑ Andere
❑ Schlafprobleme   ❑ Wetterwechsel   ❑ Nikotin   ❑
❑ Nahrung   ❑ Müdigkeit   ❑ Lesen   ❑

Begleitsymptome

❑ Erbrechen   ❑ Übelkeit   ❑ Müdigkeit
❑ Gereiztheit   ❑ Appetitlosigkeit ❑
❑ Andere   ❑ Schwindel   ❑

Was hat geholfen?

_____
_____
_____
_____
_____

Zusätzliche Notizen

_____
_____
_____
_____
_____

Datum	_____

Tag MO   DI   MI   DO   FR   SA   SO

🕐 Schmerzbeginn: _____

🕐 Schmerzende: _____

🕐 Dauer: _____

☀ Wetterbedingung: _____

🌡 Temperatur: _____

Welche Art von Kopfschmerz hast du verspürt?

Migräne   Sinus   Cluster   Spannungs-schmerz   Hinterkopf   CMD

Intensität der Kopfschmerzen: 0 1 2 3 4 5 6 7 8 9 10

Leichte Schmerzen   Starke Schmerzen

Auslöser

❏ Helles Licht	❏ Lärm	❏ Allergie	❏ Unterzuckerung
❏ Hunger	❏ Stress zuhause	❏ Infekt	❏ Medikamente
❏ Koffein	❏ Stress Arbeit	❏ Flüssigkeitsmangel	❏ Menstruation
❏ Alkohol	❏ Gerüche	❏ Körperl. Belastung	❏ Andere
❏ Schlafprobleme	❏ Wetterwechsel	❏ Nikotin	❏
❏ Nahrung	❏ Müdigkeit	❏ Lesen	❏

Begleitsymptome

❏ Erbrechen	❏ Übelkeit	❏ Müdigkeit
❏ Gereiztheit	❏ Appetitlosigkeit	❏
❏ Andere	❏ Schwindel	❏

Was hat geholfen?

_____
_____
_____
_____
_____
_____

Zusätzliche Notizen

_____
_____
_____
_____
_____
_____

Datum	_____

Tag MO DI MI DO FR SA SO

🕐 Schmerzbeginn: _____

🕐 Schmerzende: _____

🕐 Dauer: _____

☀ Wetterbedingung: _____

🌡 Temperatur: _____

Welche Art von Kopfschmerz hast du verspürt?

Migräne	Sinus	Cluster	Spannungs-schmerz	Hinterkopf	CMD

Intensität der Kopfschmerzen: 0 1 2 3 4 5 6 7 8 9 10

Leichte Schmerzen   Starke Schmerzen

Auslöser

❏ Helles Licht ❏ Lärm ❏ Allergie ❏ Unterzuckerung

❏ Hunger ❏ Stress zuhause ❏ Infekt ❏ Medikamente

❏ Koffein ❏ Stress Arbeit ❏ Flüssigkeitsmangel ❏ Menstruation

❏ Alkohol ❏ Gerüche ❏ Körperl. Belastung ❏ Andere

❏ Schlafprobleme ❏ Wetterwechsel ❏ Nikotin ❏

❏ Nahrung ❏ Müdigkeit ❏ Lesen ❏

Begleitsymptome

❏ Erbrechen ❏ Übelkeit ❏ Müdigkeit

❏ Gereiztheit ❏ Appetitlosigkeit ❏

❏ Andere ❏ Schwindel ❏

Was hat geholfen?

_____
_____
_____
_____
_____
_____

Zusätzliche Notizen

_____
_____
_____
_____
_____
_____

Datum	_____

Tag MO DI MI DO FR SA SO

🕐 Schmerzbeginn: _____
🕐 Schmerzende: _____
🕐 Dauer: _____

☀ Wetterbedingung: _____
🌡 Temperatur: _____

Welche Art von Kopfschmerz hast du verspürt?

Migräne　　Sinus　　Cluster　　Spannungs-schmerz　　Hinterkopf　　CMD

Intensität der Kopfschmerzen:　0　1　2　3　4　5　6　7　8　9　10

Leichte Schmerzen　　　　Starke Schmerzen

Auslöser

❑ Helles Licht　❑ Lärm　❑ Allergie　❑ Unterzuckerung
❑ Hunger　❑ Stress zuhause　❑ Infekt　❑ Medikamente
❑ Koffein　❑ Stress Arbeit　❑ Flüssigkeitsmangel　❑ Menstruation
❑ Alkohol　❑ Gerüche　❑ Körperl. Belastung　❑ Andere
❑ Schlafprobleme　❑ Wetterwechsel　❑ Nikotin　❑
❑ Nahrung　❑ Müdigkeit　❑ Lesen　❑

Begleitsymptome

❑ Erbrechen　❑ Übelkeit　❑ Müdigkeit
❑ Gereiztheit　❑ Appetitlosigkeit　❑
❑ Andere　❑ Schwindel　❑

Was hat geholfen?

_____
_____
_____
_____
_____
_____

Zusätzliche Notizen

_____
_____
_____
_____
_____
_____

Datum	

Tag MO DI MI DO FR SA SO

🕐 Schmerzbeginn: _____
🕐 Schmerzende: _____
🕐 Dauer: _____

☀ Wetterbedingung: _____
🌡 Temperatur: _____

Welche Art von Kopfschmerz hast du verspürt?

Migräne   Sinus   Cluster   Spannungs-   Hinterkopf   CMD
                                                  schmerz

Intensität der Kopfschmerzen: 0 1 2 3 4 5 6 7 8 9 10

Leichte Schmerzen   Starke Schmerzen

Auslöser

❑ Helles Licht   ❑ Lärm   ❑ Allergie   ❑ Unterzuckerung
❑ Hunger   ❑ Stress zuhause   ❑ Infekt   ❑ Medikamente
❑ Koffein   ❑ Stress Arbeit   ❑ Flüssigkeitsmangel   ❑ Menstruation
❑ Alkohol   ❑ Gerüche   ❑ Körperl. Belastung   ❑ Andere
❑ Schlafprobleme   ❑ Wetterwechsel   ❑ Nikotin   ❑
❑ Nahrung   ❑ Müdigkeit   ❑ Lesen   ❑

Begleitsymptome

❑ Erbrechen   ❑ Übelkeit   ❑ Müdigkeit
❑ Gereiztheit   ❑ Appetitlosigkeit ❑
❑ Andere   ❑ Schwindel   ❑

Was hat geholfen?

_____
_____
_____
_____
_____
_____

Zusätzliche Notizen

_____
_____
_____
_____
_____
_____

Datum	_____

Tag MO DI MI DO FR SA SO

🕐 Schmerzbeginn: _____
🕐 Schmerzende: _____
🕐 Dauer: _____

☀ Wetterbedingung: _____
🌡 Temperatur: _____

Welche Art von Kopfschmerz hast du verspürt?

Migräne   Sinus   Cluster   Spannungs-schmerz   Hinterkopf   CMD

Intensität der Kopfschmerzen: 0 1 2 3 4 5 6 7 8 9 10

Leichte Schmerzen   Starke Schmerzen

Auslöser

❑ Helles Licht ❑ Lärm ❑ Allergie ❑ Unterzuckerung
❑ Hunger ❑ Stress zuhause ❑ Infekt ❑ Medikamente
❑ Koffein ❑ Stress Arbeit ❑ Flüssigkeitsmangel ❑ Menstruation
❑ Alkohol ❑ Gerüche ❑ Körperl. Belastung ❑ Andere
❑ Schlafprobleme ❑ Wetterwechsel ❑ Nikotin ❑
❑ Nahrung ❑ Müdigkeit ❑ Lesen ❑

Begleitsymptome

❑ Erbrechen ❑ Übelkeit ❑ Müdigkeit
❑ Gereiztheit ❑ Appetitlosigkeit ❑
❑ Andere ❑ Schwindel ❑

Was hat geholfen?

_____
_____
_____
_____
_____
_____

Zusätzliche Notizen

_____
_____
_____
_____
_____
_____

Datum	_____

Tag   MO   DI   MI   DO   FR   SA   SO

🕐 Schmerzbeginn: _____
🕐 Schmerzende: _____
🕐 Dauer: _____

☀ Wetterbedingung: _____
🌡 Temperatur: _____

Welche Art von Kopfschmerz hast du verspürt?

Migräne   Sinus   Cluster   Spannungs-   Hinterkopf   CMD
schmerz

Intensität der Kopfschmerzen: 0   1   2   3   4   5   6   7   8   9   10

Leichte Schmerzen   Starke Schmerzen

Auslöser

❑ Helles Licht   ❑ Lärm   ❑ Allergie   ❑ Unterzuckerung
❑ Hunger   ❑ Stress zuhause   ❑ Infekt   ❑ Medikamente
❑ Koffein   ❑ Stress Arbeit   ❑ Flüssigkeitsmangel ❑ Menstruation
❑ Alkohol   ❑ Gerüche   ❑ Körperl. Belastung ❑ Andere
❑ Schlafprobleme ❑ Wetterwechsel   ❑ Nikotin   ❑
❑ Nahrung   ❑ Müdigkeit   ❑ Lesen   ❑

Begleitsymptome

❑ Erbrechen   ❑ Übelkeit   ❑ Müdigkeit
❑ Gereiztheit   ❑ Appetitlosigkeit ❑
❑ Andere   ❑ Schwindel   ❑

Was hat geholfen?

_____
_____
_____
_____
_____
_____

Zusätzliche Notizen

_____
_____
_____
_____
_____
_____

Datum	_____

Tag   MO   DI   MI   DO   FR   SA   SO

🕐 Schmerzbeginn: _____

🕐 Schmerzende: _____

🕐 Dauer: _____

☀ Wetterbedingung: _____

🌡 Temperatur: _____

Welche Art von Kopfschmerz hast du verspürt?

Migräne	Sinus	Cluster	Spannungs-schmerz	Hinterkopf	CMD

Intensität der Kopfschmerzen: 0   1   2   3   4   5   6   7   8   9   10

Leichte Schmerzen   Starke Schmerzen

Auslöser

❑ Helles Licht ❑ Lärm ❑ Allergie ❑ Unterzuckerung

❑ Hunger ❑ Stress zuhause ❑ Infekt ❑ Medikamente

❑ Koffein ❑ Stress Arbeit ❑ Flüssigkeitsmangel ❑ Menstruation

❑ Alkohol ❑ Gerüche ❑ Körperl. Belastung ❑ Andere

❑ Schlafprobleme ❑ Wetterwechsel ❑ Nikotin ❑

❑ Nahrung ❑ Müdigkeit ❑ Lesen ❑

Begleitsymptome

❑ Erbrechen ❑ Übelkeit ❑ Müdigkeit

❑ Gereiztheit ❑ Appetitlosigkeit ❑

❑ Andere ❑ Schwindel ❑

Was hat geholfen?

_____
_____
_____
_____
_____
_____

Zusätzliche Notizen

_____
_____
_____
_____
_____
_____

Datum	

Tag MO DI MI DO FR SA SO

🕐 Schmerzbeginn: _____

🕐 Schmerzende: _____

🕐 Dauer: _____

☀ Wetterbedingung: _____

🌡 Temperatur: _____

Welche Art von Kopfschmerz hast du verspürt?

Migräne   Sinus   Cluster   Spannungs-schmerz   Hinterkopf   CMD

Intensität der Kopfschmerzen: 0 1 2 3 4 5 6 7 8 9 10

Leichte Schmerzen   Starke Schmerzen

Auslöser

❏ Helles Licht   ❏ Lärm   ❏ Allergie   ❏ Unterzuckerung
❏ Hunger   ❏ Stress zuhause   ❏ Infekt   ❏ Medikamente
❏ Koffein   ❏ Stress Arbeit   ❏ Flüssigkeitsmangel   ❏ Menstruation
❏ Alkohol   ❏ Gerüche   ❏ Körperl. Belastung   ❏ Andere
❏ Schlafprobleme   ❏ Wetterwechsel   ❏ Nikotin   ❏
❏ Nahrung   ❏ Müdigkeit   ❏ Lesen   ❏

Begleitsymptome

❏ Erbrechen   ❏ Übelkeit   ❏ Müdigkeit
❏ Gereiztheit   ❏ Appetitlosigkeit ❏
❏ Andere   ❏ Schwindel   ❏

Was hat geholfen?

_____
_____
_____
_____
_____
_____

Zusätzliche Notizen

_____
_____
_____
_____
_____
_____

Datum	_____

Tag MO DI MI DO FR SA SO

🕐 Schmerzbeginn: _____

🕐 Schmerzende: _____

🕐 Dauer: _____

☀ Wetterbedingung: _____

🌡 Temperatur: _____

Welche Art von Kopfschmerz hast du verspürt?

| Migräne | Sinus | Cluster | Spannungs-schmerz | Hinterkopf | CMD |

Intensität der Kopfschmerzen: 0 1 2 3 4 5 6 7 8 9 10

Leichte Schmerzen   Starke Schmerzen

Auslöser

❑ Helles Licht   ❑ Lärm   ❑ Allergie   ❑ Unterzuckerung

❑ Hunger   ❑ Stress zuhause   ❑ Infekt   ❑ Medikamente

❑ Koffein   ❑ Stress Arbeit   ❑ Flüssigkeitsmangel   ❑ Menstruation

❑ Alkohol   ❑ Gerüche   ❑ Körperl. Belastung   ❑ Andere

❑ Schlafprobleme ❑ Wetterwechsel   ❑ Nikotin   ❑

❑ Nahrung   ❑ Müdigkeit   ❑ Lesen   ❑

Begleitsymptome

❑ Erbrechen   ❑ Übelkeit   ❑ Müdigkeit

❑ Gereiztheit   ❑ Appetitlosigkeit ❑

❑ Andere   ❑ Schwindel   ❑

Was hat geholfen?

_____

_____

_____

_____

_____

Zusätzliche Notizen

_____

_____

_____

_____

_____

Datum	_____

Tag MO DI MI DO FR SA SO

🕐 Schmerzbeginn: _____ ☀ Wetterbedingung: _____

🕐 Schmerzende: _____ 🌡 Temperatur: _____

🕐 Dauer: _____

Welche Art von Kopfschmerz hast du verspürt?

Migräne   Sinus   Cluster   Spannungs-   Hinterkopf   CMD
                                schmerz

Intensität der Kopfschmerzen: 0 1 2 3 4 5 6 7 8 9 10

Leichte Schmerzen   Starke Schmerzen

Auslöser

❏ Helles Licht   ❏ Lärm   ❏ Allergie   ❏ Unterzuckerung
❏ Hunger   ❏ Stress zuhause   ❏ Infekt   ❏ Medikamente
❏ Koffein   ❏ Stress Arbeit   ❏ Flüssigkeitsmangel   ❏ Menstruation
❏ Alkohol   ❏ Gerüche   ❏ Körperl. Belastung   ❏ Andere
❏ Schlafprobleme   ❏ Wetterwechsel   ❏ Nikotin   ❏
❏ Nahrung   ❏ Müdigkeit   ❏ Lesen   ❏

Begleitsymptome

❏ Erbrechen   ❏ Übelkeit   ❏ Müdigkeit
❏ Gereiztheit   ❏ Appetitlosigkeit ❏
❏ Andere   ❏ Schwindel   ❏

Was hat geholfen?

_____

_____

_____

_____

_____

_____

Zusätzliche Notizen

_____

_____

_____

_____

_____

_____

Datum	_____

Tag   MO   DI   MI   DO   FR   SA   SO

Schmerzbeginn: _____

Schmerzende: _____

Dauer: _____

☀ Wetterbedingung: _____

🌡 Temperatur: _____

Welche Art von Kopfschmerz hast du verspürt?

Migräne	Sinus	Cluster	Spannungs- schmerz	Hinterkopf	CMD

Intensität der Kopfschmerzen: 0   1   2   3   4   5   6   7   8   9   10

Leichte Schmerzen   Starke Schmerzen

Auslöser

- ❏ Helles Licht
- ❏ Hunger
- ❏ Koffein
- ❏ Alkohol
- ❏ Schlafprobleme
- ❏ Nahrung

- ❏ Lärm
- ❏ Stress zuhause
- ❏ Stress Arbeit
- ❏ Gerüche
- ❏ Wetterwechsel
- ❏ Müdigkeit

- ❏ Allergie
- ❏ Infekt
- ❏ Flüssigkeitsmangel
- ❏ Körperl. Belastung
- ❏ Nikotin
- ❏ Lesen

- ❏ Unterzuckerung
- ❏ Medikamente
- ❏ Menstruation
- ❏ Andere
- ❏
- ❏

Begleitsymptome

- ❏ Erbrechen
- ❏ Gereiztheit
- ❏ Andere

- ❏ Übelkeit
- ❏ Appetitlosigkeit
- ❏ Schwindel

- ❏ Müdigkeit
- ❏
- ❏

Was hat geholfen?

_____

_____

_____

_____

_____

_____

Zusätzliche Notizen

_____

_____

_____

_____

_____

_____

Datum	_____

Tag   MO   DI   MI   DO   FR   SA   SO

🕐 Schmerzbeginn: _____
🕐 Schmerzende: _____
🕐 Dauer: _____

☀ Wetterbedingung: _____
🌡 Temperatur: _____

Welche Art von Kopfschmerz hast du verspürt?

Migräne   Sinus   Cluster   Spannungs-schmerz   Hinterkopf   CMD

Intensität der Kopfschmerzen: 0 1 2 3 4 5 6 7 8 9 10

Leichte Schmerzen   Starke Schmerzen

Auslöser

❏ Helles Licht   ❏ Lärm   ❏ Allergie   ❏ Unterzuckerung
❏ Hunger   ❏ Stress zuhause   ❏ Infekt   ❏ Medikamente
❏ Koffein   ❏ Stress Arbeit   ❏ Flüssigkeitsmangel   ❏ Menstruation
❏ Alkohol   ❏ Gerüche   ❏ Körperl. Belastung   ❏ Andere
❏ Schlafprobleme   ❏ Wetterwechsel   ❏ Nikotin   ❏
❏ Nahrung   ❏ Müdigkeit   ❏ Lesen   ❏

Begleitsymptome

❏ Erbrechen   ❏ Übelkeit   ❏ Müdigkeit
❏ Gereiztheit   ❏ Appetitlosigkeit   ❏
❏ Andere   ❏ Schwindel   ❏

Was hat geholfen?

_____
_____
_____
_____
_____
_____

Zusätzliche Notizen

_____
_____
_____
_____
_____
_____

Tag MO DI MI DO FR SA SO

🕐 Schmerzbeginn: _____
🕐 Schmerzende: _____
🕐 Dauer: _____

☀ Wetterbedingung: _____
🌡 Temperatur: _____

Welche Art von Kopfschmerz hast du verspürt?

Migräne	Sinus	Cluster	Spannungs-schmerz	Hinterkopf	CMD

Intensität der Kopfschmerzen: 0 1 2 3 4 5 6 7 8 9 10

Leichte Schmerzen   Starke Schmerzen

Auslöser

❑ Helles Licht   ❑ Lärm   ❑ Allergie   ❑ Unterzuckerung
❑ Hunger   ❑ Stress zuhause   ❑ Infekt   ❑ Medikamente
❑ Koffein   ❑ Stress Arbeit   ❑ Flüssigkeitsmangel ❑ Menstruation
❑ Alkohol   ❑ Gerüche   ❑ Körperl. Belastung ❑ Andere
❑ Schlafprobleme   ❑ Wetterwechsel   ❑ Nikotin   ❑
❑ Nahrung   ❑ Müdigkeit   ❑ Lesen   ❑

Begleitsymptome

❑ Erbrechen   ❑ Übelkeit   ❑ Müdigkeit
❑ Gereiztheit   ❑ Appetitlosigkeit ❑
❑ Andere   ❑ Schwindel   ❑

Was hat geholfen?

_____
_____
_____
_____
_____
_____

Zusätzliche Notizen

_____
_____
_____
_____
_____
_____

Datum	_____

Tag MO DI MI DO FR SA SO

🕐 Schmerzbeginn: _____

🕐 Schmerzende: _____

🕐 Dauer: _____

☀ Wetterbedingung: _____

🌡 Temperatur: _____

Welche Art von Kopfschmerz hast du verspürt?

Migräne   Sinus   Cluster   Spannungs-schmerz   Hinterkopf   CMD

Intensität der Kopfschmerzen: 0 1 2 3 4 5 6 7 8 9 10

Leichte Schmerzen   Starke Schmerzen

Auslöser

❏ Helles Licht   ❏ Lärm   ❏ Allergie   ❏ Unterzuckerung

❏ Hunger   ❏ Stress zuhause   ❏ Infekt   ❏ Medikamente

❏ Koffein   ❏ Stress Arbeit   ❏ Flüssigkeitsmangel   ❏ Menstruation

❏ Alkohol   ❏ Gerüche   ❏ Körperl. Belastung   ❏ Andere

❏ Schlafprobleme   ❏ Wetterwechsel   ❏ Nikotin   ❏

❏ Nahrung   ❏ Müdigkeit   ❏ Lesen   ❏

Begleitsymptome

❏ Erbrechen   ❏ Übelkeit   ❏ Müdigkeit

❏ Gereiztheit   ❏ Appetitlosigkeit   ❏

❏ Andere   ❏ Schwindel   ❏

Was hat geholfen?

_____

_____

_____

_____

_____

_____

Zusätzliche Notizen

_____

_____

_____

_____

_____

_____

Datum	_____

Tag   MO   DI   MI   DO   FR   SA   SO

🕐 Schmerzbeginn: _____

🕐 Schmerzende: _____

🕐 Dauer: _____

☀ Wetterbedingung: _____

🌡 Temperatur: _____

Welche Art von Kopfschmerz hast du verspürt?

Migräne   Sinus   Cluster   Spannungs-schmerz   Hinterkopf   CMD

Intensität der Kopfschmerzen: 0   1   2   3   4   5   6   7   8   9   10

Leichte Schmerzen   Starke Schmerzen

Auslöser

❑ Helles Licht   ❑ Lärm   ❑ Allergie   ❑ Unterzuckerung

❑ Hunger   ❑ Stress zuhause   ❑ Infekt   ❑ Medikamente

❑ Koffein   ❑ Stress Arbeit   ❑ Flüssigkeitsmangel   ❑ Menstruation

❑ Alkohol   ❑ Gerüche   ❑ Körperl. Belastung   ❑ Andere

❑ Schlafprobleme   ❑ Wetterwechsel   ❑ Nikotin   ❑

❑ Nahrung   ❑ Müdigkeit   ❑ Lesen   ❑

Begleitsymptome

❑ Erbrechen   ❑ Übelkeit   ❑ Müdigkeit

❑ Gereiztheit   ❑ Appetitlosigkeit   ❑

❑ Andere   ❑ Schwindel   ❑

Was hat geholfen?

_____
_____
_____
_____
_____
_____

Zusätzliche Notizen

_____
_____
_____
_____
_____
_____

Datum	_____

Tag MO DI MI DO FR SA SO

🕐 Schmerzbeginn: _____
🕐 Schmerzende: _____
🕐 Dauer: _____

☀ Wetterbedingung: _____
🌡 Temperatur: _____

Welche Art von Kopfschmerz hast du verspürt?

Migräne	Sinus	Cluster	Spannungs-schmerz	Hinterkopf	CMD

Intensität der Kopfschmerzen: 0 1 2 3 4 5 6 7 8 9 10

Leichte Schmerzen   Starke Schmerzen

Auslöser

❑ Helles Licht   ❑ Lärm   ❑ Allergie   ❑ Unterzuckerung
❑ Hunger   ❑ Stress zuhause   ❑ Infekt   ❑ Medikamente
❑ Koffein   ❑ Stress Arbeit   ❑ Flüssigkeitsmangel ❑ Menstruation
❑ Alkohol   ❑ Gerüche   ❑ Körperl. Belastung ❑ Andere
❑ Schlafprobleme ❑ Wetterwechsel   ❑ Nikotin   ❑
❑ Nahrung   ❑ Müdigkeit   ❑ Lesen   ❑

Begleitsymptome

❑ Erbrechen   ❑ Übelkeit   ❑ Müdigkeit
❑ Gereiztheit   ❑ Appetitlosigkeit ❑
❑ Andere   ❑ Schwindel   ❑

Was hat geholfen?

_____
_____
_____
_____
_____
_____

Zusätzliche Notizen

_____
_____
_____
_____
_____
_____

Datum	_____

Tag MO DI MI DO FR SA SO

🕐 Schmerzbeginn: _____

🕐 Schmerzende: _____

🕐 Dauer: _____

☀ Wetterbedingung: _____

🌡 Temperatur: _____

Welche Art von Kopfschmerz hast du verspürt?

Migräne	Sinus	Cluster	Spannungs-schmerz	Hinterkopf	CMD

Intensität der Kopfschmerzen: 0 1 2 3 4 5 6 7 8 9 10

Leichte Schmerzen   Starke Schmerzen

Auslöser

❑ Helles Licht   ❑ Lärm   ❑ Allergie   ❑ Unterzuckerung

❑ Hunger   ❑ Stress zuhause   ❑ Infekt   ❑ Medikamente

❑ Koffein   ❑ Stress Arbeit   ❑ Flüssigkeitsmangel   ❑ Menstruation

❑ Alkohol   ❑ Gerüche   ❑ Körperl. Belastung   ❑ Andere

❑ Schlafprobleme   ❑ Wetterwechsel   ❑ Nikotin   ❑

❑ Nahrung   ❑ Müdigkeit   ❑ Lesen   ❑

Begleitsymptome

❑ Erbrechen   ❑ Übelkeit   ❑ Müdigkeit

❑ Gereiztheit   ❑ Appetitlosigkeit ❑

❑ Andere   ❑ Schwindel   ❑

Was hat geholfen?

_____

_____

_____

_____

_____

_____

Zusätzliche Notizen

_____

_____

_____

_____

_____

_____

Datum	_____

Tag   MO   DI   MI   DO   FR   SA   SO

🕐 Schmerzbeginn: _____
🕐 Schmerzende: _____
🕐 Dauer: _____

☀ Wetterbedingung: _____
🌡 Temperatur: _____

Welche Art von Kopfschmerz hast du verspürt?

Migräne   Sinus   Cluster   Spannungs-schmerz   Hinterkopf   CMD

Intensität der Kopfschmerzen: 0   1   2   3   4   5   6   7   8   9   10

Leichte Schmerzen   Starke Schmerzen

Auslöser

- ❑ Helles Licht
- ❑ Hunger
- ❑ Koffein
- ❑ Alkohol
- ❑ Schlafprobleme
- ❑ Nahrung

- ❑ Lärm
- ❑ Stress zuhause
- ❑ Stress Arbeit
- ❑ Gerüche
- ❑ Wetterwechsel
- ❑ Müdigkeit

- ❑ Allergie
- ❑ Infekt
- ❑ Flüssigkeitsmangel
- ❑ Körperl. Belastung
- ❑ Nikotin
- ❑ Lesen

- ❑ Unterzuckerung
- ❑ Medikamente
- ❑ Menstruation
- ❑ Andere
- ❑
- ❑

Begleitsymptome

- ❑ Erbrechen
- ❑ Gereiztheit
- ❑ Andere

- ❑ Übelkeit
- ❑ Appetitlosigkeit
- ❑ Schwindel

- ❑ Müdigkeit
- ❑
- ❑

Was hat geholfen?

_____
_____
_____
_____
_____
_____

Zusätzliche Notizen

_____
_____
_____
_____
_____
_____

Datum	_____

Tag MO DI MI DO FR SA SO

🕐 Schmerzbeginn: _____
🕐 Schmerzende: _____
🕐 Dauer: _____

☀ Wetterbedingung: _____
🌡 Temperatur: _____

Welche Art von Kopfschmerz hast du verspürt?

Migräne   Sinus   Cluster   Spannungs-schmerz   Hinterkopf   CMD

Intensität der Kopfschmerzen: 0 1 2 3 4 5 6 7 8 9 10

Leichte Schmerzen   Starke Schmerzen

Auslöser

❑ Helles Licht ❑ Lärm ❑ Allergie ❑ Unterzuckerung
❑ Hunger ❑ Stress zuhause ❑ Infekt ❑ Medikamente
❑ Koffein ❑ Stress Arbeit ❑ Flüssigkeitsmangel ❑ Menstruation
❑ Alkohol ❑ Gerüche ❑ Körperl. Belastung ❑ Andere
❑ Schlafprobleme ❑ Wetterwechsel ❑ Nikotin ❑
❑ Nahrung ❑ Müdigkeit ❑ Lesen ❑

Begleitsymptome

❑ Erbrechen ❑ Übelkeit ❑ Müdigkeit
❑ Gereiztheit ❑ Appetitlosigkeit ❑
❑ Andere ❑ Schwindel ❑

Was hat geholfen?

_____
_____
_____
_____
_____
_____

Zusätzliche Notizen

_____
_____
_____
_____
_____
_____

Datum	_____

Tag MO DI MI DO FR SA SO

🕐 Schmerzbeginn: _____
🕐 Schmerzende: _____
🕐 Dauer: _____

☀ Wetterbedingung: _____
🌡 Temperatur: _____

Welche Art von Kopfschmerz hast du verspürt?

Migräne   Sinus   Cluster   Spannungs-   Hinterkopf   CMD
schmerz

Intensität der Kopfschmerzen: 0 1 2 3 4 5 6 7 8 9 10

Leichte Schmerzen   Starke Schmerzen

Auslöser

- ❑ Helles Licht
- ❑ Hunger
- ❑ Koffein
- ❑ Alkohol
- ❑ Schlafprobleme
- ❑ Nahrung

- ❑ Lärm
- ❑ Stress zuhause
- ❑ Stress Arbeit
- ❑ Gerüche
- ❑ Wetterwechsel
- ❑ Müdigkeit

- ❑ Allergie
- ❑ Infekt
- ❑ Flüssigkeitsmangel
- ❑ Körperl. Belastung
- ❑ Nikotin
- ❑ Lesen

- ❑ Unterzuckerung
- ❑ Medikamente
- ❑ Menstruation
- ❑ Andere
- ❑
- ❑

Begleitsymptome

- ❑ Erbrechen
- ❑ Gereiztheit
- ❑ Andere

- ❑ Übelkeit
- ❑ Appetitlosigkeit
- ❑ Schwindel

- ❑ Müdigkeit
- ❑
- ❑

Was hat geholfen?

_____
_____
_____
_____
_____
_____

Zusätzliche Notizen

_____
_____
_____
_____
_____
_____

Datum	_____

Tag   MO   DI   MI   DO   FR   SA   SO

🕐 Schmerzbeginn: _____
🕐 Schmerzende: _____
🕐 Dauer: _____

☀ Wetterbedingung: _____
🌡 Temperatur: _____

Welche Art von Kopfschmerz hast du verspürt?

Migräne	Sinus	Cluster	Spannungs-schmerz	Hinterkopf	CMD

Intensität der Kopfschmerzen: 0   1   2   3   4   5   6   7   8   9   10

Leichte Schmerzen   Starke Schmerzen

Auslöser

❑ Helles Licht   ❑ Lärm   ❑ Allergie   ❑ Unterzuckerung
❑ Hunger   ❑ Stress zuhause   ❑ Infekt   ❑ Medikamente
❑ Koffein   ❑ Stress Arbeit   ❑ Flüssigkeitsmangel   ❑ Menstruation
❑ Alkohol   ❑ Gerüche   ❑ Körperl. Belastung   ❑ Andere
❑ Schlafprobleme   ❑ Wetterwechsel   ❑ Nikotin   ❑
❑ Nahrung   ❑ Müdigkeit   ❑ Lesen   ❑

Begleitsymptome

❑ Erbrechen   ❑ Übelkeit   ❑ Müdigkeit
❑ Gereiztheit   ❑ Appetitlosigkeit ❑
❑ Andere   ❑ Schwindel   ❑

Was hat geholfen?

_____
_____
_____
_____
_____
_____

Zusätzliche Notizen

_____
_____
_____
_____
_____
_____

Datum

Tag MO DI MI DO FR SA SO

Schmerzbeginn: _____
Schmerzende: _____
Dauer: _____

☀ Wetterbedingung: _____
🌡 Temperatur: _____

Welche Art von Kopfschmerz hast du verspürt?

Migräne	Sinus	Cluster	Spannungs-schmerz	Hinterkopf	CMD

Intensität der Kopfschmerzen: 0 1 2 3 4 5 6 7 8 9 10

Leichte Schmerzen   Starke Schmerzen

Auslöser

- ❏ Helles Licht
- ❏ Hunger
- ❏ Koffein
- ❏ Alkohol
- ❏ Schlafprobleme
- ❏ Nahrung

- ❏ Lärm
- ❏ Stress zuhause
- ❏ Stress Arbeit
- ❏ Gerüche
- ❏ Wetterwechsel
- ❏ Müdigkeit

- ❏ Allergie
- ❏ Infekt
- ❏ Flüssigkeitsmangel
- ❏ Körperl. Belastung
- ❏ Nikotin
- ❏ Lesen

- ❏ Unterzuckerung
- ❏ Medikamente
- ❏ Menstruation
- ❏ Andere
- ❏
- ❏

Begleitsymptome

- ❏ Erbrechen
- ❏ Gereiztheit
- ❏ Andere

- ❏ Übelkeit
- ❏ Appetitlosigkeit
- ❏ Schwindel

- ❏ Müdigkeit
- ❏
- ❏

Was hat geholfen?

_____
_____
_____
_____
_____
_____

Zusätzliche Notizen

_____
_____
_____
_____
_____
_____

Datum	_____

Tag   MO   DI   MI   DO   FR   SA   SO

🕐 Schmerzbeginn: _____

🕐 Schmerzende: _____

🕐 Dauer: _____

☀ Wetterbedingung: _____

🌡 Temperatur: _____

Welche Art von Kopfschmerz hast du verspürt?

Migräne   Sinus   Cluster   Spannungs-   Hinterkopf   CMD
schmerz

Intensität der Kopfschmerzen: 0   1   2   3   4   5   6   7   8   9   10

Leichte Schmerzen   Starke Schmerzen

Auslöser

❑ Helles Licht ❑ Lärm ❑ Allergie ❑ Unterzuckerung

❑ Hunger ❑ Stress zuhause ❑ Infekt ❑ Medikamente

❑ Koffein ❑ Stress Arbeit ❑ Flüssigkeitsmangel ❑ Menstruation

❑ Alkohol ❑ Gerüche ❑ Körperl. Belastung ❑ Andere

❑ Schlafprobleme ❑ Wetterwechsel ❑ Nikotin ❑

❑ Nahrung ❑ Müdigkeit ❑ Lesen ❑

Begleitsymptome

❑ Erbrechen ❑ Übelkeit ❑ Müdigkeit

❑ Gereiztheit ❑ Appetitlosigkeit ❑

❑ Andere ❑ Schwindel ❑

Was hat geholfen?

_____

_____

_____

_____

_____

Zusätzliche Notizen

_____

_____

_____

_____

_____

Datum	_____

Tag   MO   DI   MI   DO   FR   SA   SO

🕐 Schmerzbeginn: _____
🕐 Schmerzende: _____
🕐 Dauer: _____

☀ Wetterbedingung: _____
🌡 Temperatur: _____

Welche Art von Kopfschmerz hast du verspürt?

Migräne   Sinus   Cluster   Spannungs-   Hinterkopf   CMD
                                schmerz

Intensität der Kopfschmerzen: 0 1 2 3 4 5 6 7 8 9 10

Leichte Schmerzen   Starke Schmerzen

Auslöser

☐ Helles Licht   ☐ Lärm   ☐ Allergie   ☐ Unterzuckerung
☐ Hunger   ☐ Stress zuhause   ☐ Infekt   ☐ Medikamente
☐ Koffein   ☐ Stress Arbeit   ☐ Flüssigkeitsmangel ☐ Menstruation
☐ Alkohol   ☐ Gerüche   ☐ Körperl. Belastung ☐ Andere
☐ Schlafprobleme ☐ Wetterwechsel   ☐ Nikotin   ☐
☐ Nahrung   ☐ Müdigkeit   ☐ Lesen   ☐

Begleitsymptome

☐ Erbrechen   ☐ Übelkeit   ☐ Müdigkeit
☐ Gereiztheit ☐ Appetitlosigkeit   ☐
☐ Andere   ☐ Schwindel   ☐

Was hat geholfen?

_____
_____
_____
_____
_____
_____

Zusätzliche Notizen

_____
_____
_____
_____
_____
_____

Datum	_____

Tag   MO   DI   MI   DO   FR   SA   SO

🕐 Schmerzbeginn: _____
🕐 Schmerzende: _____
🕐 Dauer: _____

☀ Wetterbedingung: _____
🌡 Temperatur: _____

Welche Art von Kopfschmerz hast du verspürt?

Migräne	Sinus	Cluster	Spannungs-schmerz	Hinterkopf	CMD

Intensität der Kopfschmerzen: 0 1 2 3 4 5 6 7 8 9 10

Leichte Schmerzen   Starke Schmerzen

Auslöser

❑ Helles Licht   ❑ Lärm   ❑ Allergie   ❑ Unterzuckerung
❑ Hunger   ❑ Stress zuhause   ❑ Infekt   ❑ Medikamente
❑ Koffein   ❑ Stress Arbeit   ❑ Flüssigkeitsmangel ❑ Menstruation
❑ Alkohol   ❑ Gerüche   ❑ Körperl. Belastung ❑ Andere
❑ Schlafprobleme   ❑ Wetterwechsel   ❑ Nikotin   ❑
❑ Nahrung   ❑ Müdigkeit   ❑ Lesen   ❑

Begleitsymptome

❑ Erbrechen   ❑ Übelkeit   ❑ Müdigkeit
❑ Gereiztheit   ❑ Appetitlosigkeit   ❑
❑ Andere   ❑ Schwindel   ❑

Was hat geholfen?

_____
_____
_____
_____
_____
_____

Zusätzliche Notizen

_____
_____
_____
_____
_____
_____

Datum	_____

Tag MO   DI   MI   DO   FR   SA   SO

🕐 Schmerzbeginn: _____
🕐 Schmerzende: _____
🕐 Dauer: _____

☀ Wetterbedingung: _____
🌡 Temperatur: _____

Welche Art von Kopfschmerz hast du verspürt?

Migräne   Sinus   Cluster   Spannungs-   Hinterkopf   CMD
                                schmerz

Intensität der Kopfschmerzen: 0 1 2 3 4 5 6 7 8 9 10

Leichte Schmerzen   Starke Schmerzen

Auslöser

❏ Helles Licht   ❏ Lärm   ❏ Allergie   ❏ Unterzuckerung
❏ Hunger   ❏ Stress zuhause   ❏ Infekt   ❏ Medikamente
❏ Koffein   ❏ Stress Arbeit   ❏ Flüssigkeitsmangel   ❏ Menstruation
❏ Alkohol   ❏ Gerüche   ❏ Körperl. Belastung   ❏ Andere
❏ Schlafprobleme   ❏ Wetterwechsel   ❏ Nikotin   ❏
❏ Nahrung   ❏ Müdigkeit   ❏ Lesen   ❏

Begleitsymptome

❏ Erbrechen   ❏ Übelkeit   ❏ Müdigkeit
❏ Gereiztheit   ❏ Appetitlosigkeit   ❏
❏ Andere   ❏ Schwindel   ❏

Was hat geholfen?

_____
_____
_____
_____
_____
_____

Zusätzliche Notizen

_____
_____
_____
_____
_____
_____

Datum	_____

Tag MO DI MI DO FR SA SO

🕐 Schmerzbeginn: _____

🕐 Schmerzende: _____

🕐 Dauer: _____

☀ Wetterbedingung: _____

🌡 Temperatur: _____

Welche Art von Kopfschmerz hast du verspürt?

Migräne   Sinus   Cluster   Spannungs-   Hinterkopf   CMD
schmerz

Intensität der Kopfschmerzen: 0 1 2 3 4 5 6 7 8 9 10

Leichte Schmerzen   Starke Schmerzen

Auslöser

❑ Helles Licht   ❑ Lärm   ❑ Allergie   ❑ Unterzuckerung

❑ Hunger   ❑ Stress zuhause   ❑ Infekt   ❑ Medikamente

❑ Koffein   ❑ Stress Arbeit   ❑ Flüssigkeitsmangel   ❑ Menstruation

❑ Alkohol   ❑ Gerüche   ❑ Körperl. Belastung   ❑ Andere

❑ Schlafprobleme   ❑ Wetterwechsel   ❑ Nikotin   ❑

❑ Nahrung   ❑ Müdigkeit   ❑ Lesen   ❑

Begleitsymptome

❑ Erbrechen   ❑ Übelkeit   ❑ Müdigkeit

❑ Gereiztheit   ❑ Appetitlosigkeit ❑

❑ Andere   ❑ Schwindel   ❑

Was hat geholfen?

_____

_____

_____

_____

_____

_____

Zusätzliche Notizen

_____

_____

_____

_____

_____

_____

Datum	_____

Tag MO DI MI DO FR SA SO

Schmerzbeginn: _____
Schmerzende: _____
Dauer: _____

☀ Wetterbedingung: _____
🌡 Temperatur: _____

Welche Art von Kopfschmerz hast du verspürt?

Migräne   Sinus   Cluster   Spannungs-   Hinterkopf   CMD
                                schmerz

Intensität der Kopfschmerzen: 0 1 2 3 4 5 6 7 8 9 10

Leichte Schmerzen   Starke Schmerzen

Auslöser

❑ Helles Licht   ❑ Lärm   ❑ Allergie   ❑ Unterzuckerung
❑ Hunger   ❑ Stress zuhause   ❑ Infekt   ❑ Medikamente
❑ Koffein   ❑ Stress Arbeit   ❑ Flüssigkeitsmangel   ❑ Menstruation
❑ Alkohol   ❑ Gerüche   ❑ Körperl. Belastung   ❑ Andere
❑ Schlafprobleme   ❑ Wetterwechsel   ❑ Nikotin   ❑
❑ Nahrung   ❑ Müdigkeit   ❑ Lesen   ❑

Begleitsymptome

❑ Erbrechen   ❑ Übelkeit   ❑ Müdigkeit
❑ Gereiztheit   ❑ Appetitlosigkeit ❑
❑ Andere   ❑ Schwindel   ❑

Was hat geholfen?

_____
_____
_____
_____
_____
_____

Zusätzliche Notizen

_____
_____
_____
_____
_____
_____

Datum	_____

Tag   MO   DI   MI   DO   FR   SA   SO

🕐 Schmerzbeginn: _____
🕐 Schmerzende: _____
🕐 Dauer: _____

☀ Wetterbedingung: _____
🌡 Temperatur: _____

Welche Art von Kopfschmerz hast du verspürt?

Migräne   Sinus   Cluster   Spannungs-   Hinterkopf   CMD
schmerz

Intensität der Kopfschmerzen: 0   1   2   3   4   5   6   7   8   9   10

Leichte Schmerzen   Starke Schmerzen

Auslöser

❑ Helles Licht   ❑ Lärm   ❑ Allergie   ❑ Unterzuckerung
❑ Hunger   ❑ Stress zuhause   ❑ Infekt   ❑ Medikamente
❑ Koffein   ❑ Stress Arbeit   ❑ Flüssigkeitsmangel   ❑ Menstruation
❑ Alkohol   ❑ Gerüche   ❑ Körperl. Belastung   ❑ Andere
❑ Schlafprobleme   ❑ Wetterwechsel   ❑ Nikotin   ❑
❑ Nahrung   ❑ Müdigkeit   ❑ Lesen   ❑

Begleitsymptome

❑ Erbrechen   ❑ Übelkeit   ❑ Müdigkeit
❑ Gereiztheit   ❑ Appetitlosigkeit   ❑
❑ Andere   ❑ Schwindel   ❑

Was hat geholfen?

_____
_____
_____
_____
_____
_____

Zusätzliche Notizen

_____
_____
_____
_____
_____
_____

Datum	_____

Tag MO DI MI DO FR SA SO

Schmerzbeginn: _____
Schmerzende: _____
Dauer: _____

☀ Wetterbedingung: _____
🌡 Temperatur: _____

Welche Art von Kopfschmerz hast du verspürt?

Migräne   Sinus   Cluster   Spannungs-   Hinterkopf   CMD
schmerz

Intensität der Kopfschmerzen: 0 1 2 3 4 5 6 7 8 9 10

Leichte Schmerzen   Starke Schmerzen

Auslöser

- ❏ Helles Licht
- ❏ Hunger
- ❏ Koffein
- ❏ Alkohol
- ❏ Schlafprobleme
- ❏ Nahrung

- ❏ Lärm
- ❏ Stress zuhause
- ❏ Stress Arbeit
- ❏ Gerüche
- ❏ Wetterwechsel
- ❏ Müdigkeit

- ❏ Allergie
- ❏ Infekt
- ❏ Flüssigkeitsmangel
- ❏ Körperl. Belastung
- ❏ Nikotin
- ❏ Lesen

- ❏ Unterzuckerung
- ❏ Medikamente
- ❏ Menstruation
- ❏ Andere
- ❏
- ❏

Begleitsymptome

- ❏ Erbrechen
- ❏ Gereiztheit
- ❏ Andere

- ❏ Übelkeit
- ❏ Appetitlosigkeit
- ❏ Schwindel

- ❏ Müdigkeit
- ❏
- ❏

Was hat geholfen?

_____
_____
_____
_____
_____
_____

Zusätzliche Notizen

_____
_____
_____
_____
_____
_____

Datum	_____

Tag   MO   DI   MI   DO   FR   SA   SO

Schmerzbeginn: _____

Schmerzende: _____

Dauer: _____

☀ Wetterbedingung: _____

🌡 Temperatur: _____

Welche Art von Kopfschmerz hast du verspürt?

Migräne	Sinus	Cluster	Spannungs-schmerz	Hinterkopf	CMD

Intensität der Kopfschmerzen: 0   1   2   3   4   5   6   7   8   9   10

Leichte Schmerzen   Starke Schmerzen

Auslöser

❑ Helles Licht
❑ Hunger
❑ Koffein
❑ Alkohol
❑ Schlafprobleme
❑ Nahrung

❑ Lärm
❑ Stress zuhause
❑ Stress Arbeit
❑ Gerüche
❑ Wetterwechsel
❑ Müdigkeit

❑ Allergie
❑ Infekt
❑ Flüssigkeitsmangel
❑ Körperl. Belastung
❑ Nikotin
❑ Lesen

❑ Unterzuckerung
❑ Medikamente
❑ Menstruation
❑ Andere
❑
❑

Begleitsymptome

❑ Erbrechen
❑ Gereiztheit
❑ Andere

❑ Übelkeit
❑ Appetitlosigkeit
❑ Schwindel

❑ Müdigkeit
❑
❑

Was hat geholfen?

_____
_____
_____
_____
_____
_____

Zusätzliche Notizen

_____
_____
_____
_____
_____
_____

Datum	_____

Tag   MO   DI   MI   DO   FR   SA   SO

🕐 Schmerzbeginn: _____

🕐 Schmerzende: _____

🕐 Dauer: _____

☀ Wetterbedingung: _____

🌡 Temperatur: _____

Welche Art von Kopfschmerz hast du verspürt?

Migräne   Sinus   Cluster   Spannungs-schmerz   Hinterkopf   CMD

Intensität der Kopfschmerzen: 0   1   2   3   4   5   6   7   8   9   10

Leichte Schmerzen   Starke Schmerzen

Auslöser

❏ Helles Licht ❏ Lärm ❏ Allergie ❏ Unterzuckerung
❏ Hunger ❏ Stress zuhause ❏ Infekt ❏ Medikamente
❏ Koffein ❏ Stress Arbeit ❏ Flüssigkeitsmangel ❏ Menstruation
❏ Alkohol ❏ Gerüche ❏ Körperl. Belastung ❏ Andere
❏ Schlafprobleme ❏ Wetterwechsel ❏ Nikotin ❏
❏ Nahrung ❏ Müdigkeit ❏ Lesen ❏

Begleitsymptome

❏ Erbrechen ❏ Übelkeit ❏ Müdigkeit
❏ Gereiztheit ❏ Appetitlosigkeit ❏
❏ Andere ❏ Schwindel ❏

Was hat geholfen?

_____

_____

_____

_____

_____

_____

Zusätzliche Notizen

_____

_____

_____

_____

_____

_____

Datum	_____

Tag   MO   DI   MI   DO   FR   SA   SO

🕐 Schmerzbeginn: _____

🕐 Schmerzende: _____

🕐 Dauer: _____

☀ Wetterbedingung: _____

🌡 Temperatur: _____

Welche Art von Kopfschmerz hast du verspürt?

Migräne   Sinus   Cluster   Spannungs-   Hinterkopf   CMD
schmerz

Intensität der Kopfschmerzen: 0   1   2   3   4   5   6   7   8   9   10

Leichte Schmerzen   Starke Schmerzen

Auslöser

❑ Helles Licht   ❑ Lärm   ❑ Allergie   ❑ Unterzuckerung

❑ Hunger   ❑ Stress zuhause   ❑ Infekt   ❑ Medikamente

❑ Koffein   ❑ Stress Arbeit   ❑ Flüssigkeitsmangel   ❑ Menstruation

❑ Alkohol   ❑ Gerüche   ❑ Körperl. Belastung   ❑ Andere

❑ Schlafprobleme   ❑ Wetterwechsel   ❑ Nikotin   ❑

❑ Nahrung   ❑ Müdigkeit   ❑ Lesen   ❑

Begleitsymptome

❑ Erbrechen   ❑ Übelkeit   ❑ Müdigkeit

❑ Gereiztheit   ❑ Appetitlosigkeit   ❑

❑ Andere   ❑ Schwindel   ❑

Was hat geholfen?

_____

_____

_____

_____

_____

_____

Zusätzliche Notizen

_____

_____

_____

_____

_____

_____

Datum	_____

Tag   MO   DI   MI   DO   FR   SA   SO

🕐 Schmerzbeginn: _____
🕐 Schmerzende: _____
🕐 Dauer: _____

☀ Wetterbedingung: _____
🌡 Temperatur: _____

Welche Art von Kopfschmerz hast du verspürt?

Migräne	Sinus	Cluster	Spannungs-schmerz	Hinterkopf	CMD

Intensität der Kopfschmerzen: 0 1 2 3 4 5 6 7 8 9 10

Leichte Schmerzen   Starke Schmerzen

Auslöser

❑ Helles Licht   ❑ Lärm   ❑ Allergie   ❑ Unterzuckerung
❑ Hunger   ❑ Stress zuhause   ❑ Infekt   ❑ Medikamente
❑ Koffein   ❑ Stress Arbeit   ❑ Flüssigkeitsmangel   ❑ Menstruation
❑ Alkohol   ❑ Gerüche   ❑ Körperl. Belastung   ❑ Andere
❑ Schlafprobleme   ❑ Wetterwechsel   ❑ Nikotin   ❑
❑ Nahrung   ❑ Müdigkeit   ❑ Lesen   ❑

Begleitsymptome

❑ Erbrechen   ❑ Übelkeit   ❑ Müdigkeit
❑ Gereiztheit   ❑ Appetitlosigkeit   ❑
❑ Andere   ❑ Schwindel   ❑

Was hat geholfen?

_____
_____
_____
_____
_____
_____

Zusätzliche Notizen

_____
_____
_____
_____
_____
_____

Datum	_____

Tag MO DI MI DO FR SA SO

🕐 Schmerzbeginn: _____

🕐 Schmerzende: _____

🕐 Dauer: _____

☀ Wetterbedingung: _____

🌡 Temperatur: _____

Welche Art von Kopfschmerz hast du verspürt?

Migräne	Sinus	Cluster	Spannungs-schmerz	Hinterkopf	CMD

Intensität der Kopfschmerzen:　0　1　2　3　4　5　6　7　8　9　10

Leichte Schmerzen　　　　　Starke Schmerzen

Auslöser

❏ Helles Licht	❏ Lärm	❏ Allergie	❏ Unterzuckerung
❏ Hunger	❏ Stress zuhause	❏ Infekt	❏ Medikamente
❏ Koffein	❏ Stress Arbeit	❏ Flüssigkeitsmangel	❏ Menstruation
❏ Alkohol	❏ Gerüche	❏ Körperl. Belastung	❏ Andere
❏ Schlafprobleme	❏ Wetterwechsel	❏ Nikotin	❏
❏ Nahrung	❏ Müdigkeit	❏ Lesen	❏

Begleitsymptome

❏ Erbrechen	❏ Übelkeit	❏ Müdigkeit
❏ Gereiztheit	❏ Appetitlosigkeit	❏
❏ Andere	❏ Schwindel	❏

Was hat geholfen?

_____
_____
_____
_____
_____
_____

Zusätzliche Notizen

_____
_____
_____
_____
_____
_____

Datum	_____

Tag   MO   DI   MI   DO   FR   SA   SO

🕐 Schmerzbeginn: _____

🕐 Schmerzende: _____

🕐 Dauer: _____

☀ Wetterbedingung: _____

🌡 Temperatur: _____

Welche Art von Kopfschmerz hast du verspürt?

Migräne   Sinus   Cluster   Spannungs-schmerz   Hinterkopf   CMD

Intensität der Kopfschmerzen: 0 1 2 3 4 5 6 7 8 9 10

Leichte Schmerzen   Starke Schmerzen

Auslöser

❑ Helles Licht   ❑ Lärm   ❑ Allergie   ❑ Unterzuckerung

❑ Hunger   ❑ Stress zuhause   ❑ Infekt   ❑ Medikamente

❑ Koffein   ❑ Stress Arbeit   ❑ Flüssigkeitsmangel   ❑ Menstruation

❑ Alkohol   ❑ Gerüche   ❑ Körperl. Belastung   ❑ Andere

❑ Schlafprobleme   ❑ Wetterwechsel   ❑ Nikotin   ❑

❑ Nahrung   ❑ Müdigkeit   ❑ Lesen   ❑

Begleitsymptome

❑ Erbrechen   ❑ Übelkeit   ❑ Müdigkeit

❑ Gereiztheit   ❑ Appetitlosigkeit   ❑

❑ Andere   ❑ Schwindel   ❑

Was hat geholfen?

_____

_____

_____

_____

_____

_____

Zusätzliche Notizen

_____

_____

_____

_____

_____

_____

Datum	_____

Tag   MO   DI   MI   DO   FR   SA   SO

🕐 Schmerzbeginn: _____
🕐 Schmerzende: _____
🕐 Dauer: _____

☀ Wetterbedingung: _____
🌡 Temperatur: _____

Welche Art von Kopfschmerz hast du verspürt?

Migräne   Sinus   Cluster   Spannungs-   Hinterkopf   CMD
                                           schmerz

Intensität der Kopfschmerzen: 0   1   2   3   4   5   6   7   8   9   10

Leichte Schmerzen   Starke Schmerzen

Auslöser

❑ Helles Licht   ❑ Lärm   ❑ Allergie   ❑ Unterzuckerung
❑ Hunger   ❑ Stress zuhause   ❑ Infekt   ❑ Medikamente
❑ Koffein   ❑ Stress Arbeit   ❑ Flüssigkeitsmangel   ❑ Menstruation
❑ Alkohol   ❑ Gerüche   ❑ Körperl. Belastung   ❑ Andere
❑ Schlafprobleme   ❑ Wetterwechsel   ❑ Nikotin   ❑
❑ Nahrung   ❑ Müdigkeit   ❑ Lesen   ❑

Begleitsymptome

❑ Erbrechen   ❑ Übelkeit   ❑ Müdigkeit
❑ Gereiztheit   ❑ Appetitlosigkeit   ❑
❑ Andere   ❑ Schwindel   ❑

Was hat geholfen?

_____
_____
_____
_____
_____
_____

Zusätzliche Notizen

_____
_____
_____
_____
_____
_____

Datum	_____

Tag   MO   DI   MI   DO   FR   SA   SO

🕐 Schmerzbeginn: _____
🕐 Schmerzende: _____
🕐 Dauer: _____

☀ Wetterbedingung: _____
🌡 Temperatur: _____

Welche Art von Kopfschmerz hast du verspürt?

Migräne   Sinus   Cluster   Spannungs-   Hinterkopf   CMD
schmerz

Intensität der Kopfschmerzen: 0   1   2   3   4   5   6   7   8   9   10

Leichte Schmerzen   Starke Schmerzen

Auslöser

❑ Helles Licht   ❑ Lärm   ❑ Allergie   ❑ Unterzuckerung
❑ Hunger   ❑ Stress zuhause   ❑ Infekt   ❑ Medikamente
❑ Koffein   ❑ Stress Arbeit   ❑ Flüssigkeitsmangel   ❑ Menstruation
❑ Alkohol   ❑ Gerüche   ❑ Körperl. Belastung   ❑ Andere
❑ Schlafprobleme   ❑ Wetterwechsel   ❑ Nikotin   ❑
❑ Nahrung   ❑ Müdigkeit   ❑ Lesen   ❑

Begleitsymptome

❑ Erbrechen   ❑ Übelkeit   ❑ Müdigkeit
❑ Gereiztheit   ❑ Appetitlosigkeit   ❑
❑ Andere   ❑ Schwindel   ❑

Was hat geholfen?

_____
_____
_____
_____
_____
_____

Zusätzliche Notizen

_____
_____
_____
_____
_____
_____

| Datum | _____ |

Tag MO DI MI DO FR SA SO

🕐 Schmerzbeginn: _____

🕐 Schmerzende: _____

🕐 Dauer: _____

☀ Wetterbedingung: _____

🌡 Temperatur: _____

Welche Art von Kopfschmerz hast du verspürt?

Migräne   Sinus   Cluster   Spannungs-   Hinterkopf   CMD
                                schmerz

Intensität der Kopfschmerzen: 0 1 2 3 4 5 6 7 8 9 10

Leichte Schmerzen   Starke Schmerzen

Auslöser

❑ Helles Licht   ❑ Lärm   ❑ Allergie   ❑ Unterzuckerung
❑ Hunger   ❑ Stress zuhause   ❑ Infekt   ❑ Medikamente
❑ Koffein   ❑ Stress Arbeit   ❑ Flüssigkeitsmangel   ❑ Menstruation
❑ Alkohol   ❑ Gerüche   ❑ Körperl. Belastung   ❑ Andere
❑ Schlafprobleme   ❑ Wetterwechsel   ❑ Nikotin   ❑
❑ Nahrung   ❑ Müdigkeit   ❑ Lesen   ❑

Begleitsymptome

❑ Erbrechen   ❑ Übelkeit   ❑ Müdigkeit
❑ Gereiztheit   ❑ Appetitlosigkeit   ❑
❑ Andere   ❑ Schwindel   ❑

Was hat geholfen?

_____
_____
_____
_____
_____
_____

Zusätzliche Notizen

_____
_____
_____
_____
_____
_____

Datum	_____

Tag   MO   DI   MI   DO   FR   SA   SO

🕐 Schmerzbeginn: _____

🕐 Schmerzende: _____

🕐 Dauer: _____

☀ Wetterbedingung: _____

🌡 Temperatur: _____

Welche Art von Kopfschmerz hast du verspürt?

Migräne   Sinus   Cluster   Spannungs-   Hinterkopf   CMD
schmerz

Intensität der Kopfschmerzen: 0   1   2   3   4   5   6   7   8   9   10

Leichte Schmerzen   Starke Schmerzen

Auslöser

❏ Helles Licht   ❏ Lärm   ❏ Allergie   ❏ Unterzuckerung

❏ Hunger   ❏ Stress zuhause   ❏ Infekt   ❏ Medikamente

❏ Koffein   ❏ Stress Arbeit   ❏ Flüssigkeitsmangel   ❏ Menstruation

❏ Alkohol   ❏ Gerüche   ❏ Körperl. Belastung   ❏ Andere

❏ Schlafprobleme   ❏ Wetterwechsel   ❏ Nikotin   ❏

❏ Nahrung   ❏ Müdigkeit   ❏ Lesen   ❏

Begleitsymptome

❏ Erbrechen   ❏ Übelkeit   ❏ Müdigkeit

❏ Gereiztheit   ❏ Appetitlosigkeit   ❏

❏ Andere   ❏ Schwindel   ❏

Was hat geholfen?

_____

_____

_____

_____

_____

_____

Zusätzliche Notizen

_____

_____

_____

_____

_____

_____

Datum	_____

Tag MO DI MI DO FR SA SO

Schmerzbeginn: _____
Schmerzende: _____
Dauer: _____

☀ Wetterbedingung: _____
🌡 Temperatur: _____

Welche Art von Kopfschmerz hast du verspürt?

Migräne   Sinus   Cluster   Spannungs-   Hinterkopf   CMD
schmerz

Intensität der Kopfschmerzen: 0 1 2 3 4 5 6 7 8 9 10

Leichte Schmerzen   Starke Schmerzen

Auslöser

❑ Helles Licht   ❑ Lärm   ❑ Allergie   ❑ Unterzuckerung
❑ Hunger   ❑ Stress zuhause   ❑ Infekt   ❑ Medikamente
❑ Koffein   ❑ Stress Arbeit   ❑ Flüssigkeitsmangel   ❑ Menstruation
❑ Alkohol   ❑ Gerüche   ❑ Körperl. Belastung   ❑ Andere
❑ Schlafprobleme   ❑ Wetterwechsel   ❑ Nikotin   ❑
❑ Nahrung   ❑ Müdigkeit   ❑ Lesen   ❑

Begleitsymptome

❑ Erbrechen   ❑ Übelkeit   ❑ Müdigkeit
❑ Gereiztheit   ❑ Appetitlosigkeit   ❑
❑ Andere   ❑ Schwindel   ❑

Was hat geholfen?

_____
_____
_____
_____
_____
_____

Zusätzliche Notizen

_____
_____
_____
_____
_____
_____

Datum	_____

Tag   MO   DI   MI   DO   FR   SA   SO

🕐 Schmerzbeginn: _____
🕐 Schmerzende: _____
🕐 Dauer: _____

☀ Wetterbedingung: _____
🌡 Temperatur: _____

Welche Art von Kopfschmerz hast du verspürt?

Migräne   Sinus   Cluster   Spannungs-   Hinterkopf   CMD
schmerz

Intensität der Kopfschmerzen: 0   1   2   3   4   5   6   7   8   9   10

Leichte Schmerzen   Starke Schmerzen

Auslöser

❑ Helles Licht   ❑ Lärm   ❑ Allergie   ❑ Unterzuckerung
❑ Hunger   ❑ Stress zuhause   ❑ Infekt   ❑ Medikamente
❑ Koffein   ❑ Stress Arbeit   ❑ Flüssigkeitsmangel   ❑ Menstruation
❑ Alkohol   ❑ Gerüche   ❑ Körperl. Belastung   ❑ Andere
❑ Schlafprobleme   ❑ Wetterwechsel   ❑ Nikotin   ❑
❑ Nahrung   ❑ Müdigkeit   ❑ Lesen   ❑

Begleitsymptome

❑ Erbrechen   ❑ Übelkeit   ❑ Müdigkeit
❑ Gereiztheit   ❑ Appetitlosigkeit ❑
❑ Andere   ❑ Schwindel   ❑

Was hat geholfen?

_____
_____
_____
_____
_____
_____

Zusätzliche Notizen

_____
_____
_____
_____
_____
_____

Datum	_____

Tag MO DI MI DO FR SA SO

🕐 Schmerzbeginn: _____
🕐 Schmerzende: _____
🕐 Dauer: _____

☀ Wetterbedingung: _____
🌡 Temperatur: _____

Welche Art von Kopfschmerz hast du verspürt?

Migräne   Sinus   Cluster   Spannungs-schmerz   Hinterkopf   CMD

Intensität der Kopfschmerzen: 0 1 2 3 4 5 6 7 8 9 10

Leichte Schmerzen   Starke Schmerzen

Auslöser

❑ Helles Licht ❑ Lärm ❑ Allergie ❑ Unterzuckerung
❑ Hunger ❑ Stress zuhause ❑ Infekt ❑ Medikamente
❑ Koffein ❑ Stress Arbeit ❑ Flüssigkeitsmangel ❑ Menstruation
❑ Alkohol ❑ Gerüche ❑ Körperl. Belastung ❑ Andere
❑ Schlafprobleme ❑ Wetterwechsel ❑ Nikotin ❑
❑ Nahrung ❑ Müdigkeit ❑ Lesen ❑

Begleitsymptome

❑ Erbrechen ❑ Übelkeit ❑ Müdigkeit
❑ Gereiztheit ❑ Appetitlosigkeit ❑
❑ Andere ❑ Schwindel ❑

Was hat geholfen?

_____
_____
_____
_____
_____
_____

Zusätzliche Notizen

_____
_____
_____
_____
_____
_____

Datum	_____

Tag MO DI MI DO FR SA SO

🕐 Schmerzbeginn: _____
🕐 Schmerzende: _____
🕐 Dauer: _____

☀ Wetterbedingung: _____
🌡 Temperatur: _____

Welche Art von Kopfschmerz hast du verspürt?

Migräne   Sinus   Cluster   Spannungs-schmerz   Hinterkopf   CMD

Intensität der Kopfschmerzen: 0 1 2 3 4 5 6 7 8 9 10

Leichte Schmerzen   Starke Schmerzen

Auslöser

❑ Helles Licht   ❑ Lärm   ❑ Allergie   ❑ Unterzuckerung
❑ Hunger   ❑ Stress zuhause   ❑ Infekt   ❑ Medikamente
❑ Koffein   ❑ Stress Arbeit   ❑ Flüssigkeitsmangel   ❑ Menstruation
❑ Alkohol   ❑ Gerüche   ❑ Körperl. Belastung   ❑ Andere
❑ Schlafprobleme   ❑ Wetterwechsel   ❑ Nikotin   ❑
❑ Nahrung   ❑ Müdigkeit   ❑ Lesen   ❑

Begleitsymptome

❑ Erbrechen   ❑ Übelkeit   ❑ Müdigkeit
❑ Gereiztheit   ❑ Appetitlosigkeit   ❑
❑ Andere   ❑ Schwindel   ❑

Was hat geholfen?

_____
_____
_____
_____
_____
_____

Zusätzliche Notizen

_____
_____
_____
_____
_____
_____

Datum	_____

Tag   MO   DI   MI   DO   FR   SA   SO

🕑 Schmerzbeginn: _____
🕑 Schmerzende: _____
🕑 Dauer: _____

☀ Wetterbedingung: _____
🌡 Temperatur: _____

Welche Art von Kopfschmerz hast du verspürt?

Migräne   Sinus   Cluster   Spannungs-schmerz   Hinterkopf   CMD

Intensität der Kopfschmerzen: 0   1   2   3   4   5   6   7   8   9   10

Leichte Schmerzen   Starke Schmerzen

Auslöser

❑ Helles Licht
❑ Hunger
❑ Koffein
❑ Alkohol
❑ Schlafprobleme
❑ Nahrung

❑ Lärm
❑ Stress zuhause
❑ Stress Arbeit
❑ Gerüche
❑ Wetterwechsel
❑ Müdigkeit

❑ Allergie
❑ Infekt
❑ Flüssigkeitsmangel
❑ Körperl. Belastung
❑ Nikotin
❑ Lesen

❑ Unterzuckerung
❑ Medikamente
❑ Menstruation
❑ Andere
❑
❑

Begleitsymptome

❑ Erbrechen
❑ Gereiztheit
❑ Andere

❑ Übelkeit
❑ Appetitlosigkeit
❑ Schwindel

❑ Müdigkeit
❑
❑

Was hat geholfen?

_____
_____
_____
_____
_____
_____

Zusätzliche Notizen

_____
_____
_____
_____
_____
_____

www.ingramcontent.com/pod-product-compliance
Lightning Source LLC
Chambersburg PA
CBHW070354220526
45467CB00001B/382